Die Inhalationsnarkose

Eine Anleitung zur Narkosetechnik

Von

Dr. Tassilo Antoine und **Dr. Bruno Pfab**

Operateur der
II. Universitäts-Frauenklinik in Wien

Operateur der
I. chirurg. Universitätsklinik in Wien

Mit einem Vorwort von
Prof. Dr. A. Eiselsberg
Vorstand der I. chirurg. Universitätsklinik in Wien

Mit 10 Textabbildungen

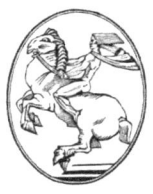

Wien
Verlag von Julius Springer
1926

ISBN-13: 978-3-7091-9628-1   e-ISBN-13: 978-3-7091-9875-9
DOI: 10.1007/978-3-7091-9875-9

Alle Rechte, insbesondere das der Übersetzung
in fremde Sprachen, vorbehalten

Vorwort

In Anbetracht der großen Bedeutung der Allgemeinnarkose für die Chirurgie erscheint eine kurze Zusammenstellung der Technik, wie sie an den beiden Kliniken geübt wird, deren langjährige Operateure die nachfolgenden Zeilen verfaßt haben, zweckmäßig. Dies selbst dann, wenn, wie es naturgemäß ist, das Büchlein nichts grundsätzlich Neues enthält. Ich glaube, daß es den beiden Verfassern gelungen ist, einen, besonders für den jungen Arzt, der keine oder nur geringe Erfahrungen in der Narkose besitzt, praktischen Leitfaden dazu zu bieten.

Das Büchlein enthält demnach auch viele anscheinend unwichtige kleine Details, die jedoch bei der großen Bedeutung und den möglichen Gefahren nicht zu unterschätzen sind.

Wenn das Buch auch nur in einem Falle eine schwere Schädigung oder gar einen tödlichen Ausgang durch eine unsachlich ausgeführte Narkose verhindert, ist sein Zweck erfüllt und sein Erscheinen gerechtfertigt.

Wien, im Januar 1926

A. Eiselsberg

Inhaltsverzeichnis

	Seite
Einleitung	1
Entwicklung der Narkose	2
Die einzelnen Narkotica	5
Äther	5
Chloroform	6
Äther-Chloroformmischungen	8
Chloräthyl	9
Dichloren	9
Solästhin	9
Allgemeines über die Narkose	10
Vorbereitung des Patienten	14
Instrumentarium zur Narkose	19
Die Äthernarkose	22
Die Chloroformmischnarkose	31
Der Ätherrausch	32
Der Chloräthylrausch	32
Der Roth-Dräger-Apparat	34
Die Überdrucknarkose	34
Der Junker-Apparat	35
Narkosezwischenfälle	36
Asphyxie	36
Periphere Asphyxie	36
Zentrale Asphyxie	40
Synkope	42
Erbrechen	43
Husten	44
Postnarkotische Erkrankungen und ihre Verhütung	44

Einleitung

„Jede Narkose ist eine der feinsten Kunstleistungen des Arztes, die vor zu geringer Einschätzung bewahrt werden soll", diese Worte, von Mikulicz vor Jahren geprägt, bestehen noch heute voll zu Recht. In einer Reihe von Fällen bedeutet die Narkose im Vergleich zur Operation den verantwortungsvolleren Eingriff oder ist mindestens dem operativen Eingriff gleichzusetzen. Im allgemeinen besteht aber ein bedeutender Unterschied zwischen dieser Theorie und ihrer praktischen Durchführung.

In der Praxis ergibt es sich ganz von selbst, daß die Operation im Vordergrund steht, während die Narkose oft von jungen, unerfahrenen Ärzten, hie und da sogar von medizinischen Hilfskräften, die dafür manchmal nicht ganz geeignet sind, durchgeführt wird.

Es wird keinem Operateur einfallen, dem eben eingetretenen Hilfsarzt das Messer in die Hand zu drücken und ihn operieren zu lassen; im Gegenteil, wochenlanges Zusehen und häufiges Assistieren sollen dem Neuling Gelegenheit geben, sich langsam in der Materie zurecht zu finden; von jedem Arzt aber wird die Kenntnis der Kunst des Narkotisierens als selbstverständlich vorausgesetzt. Dazu wird die Narkose vom Anfänger gewöhnlich als ungefährlich und leicht angesehen. Diese Unterschätzung mag ihre Wurzel darin haben, daß der Neuling, der einer Operation zusieht, fasziniert ist von der Operation selbst, von dem Operateur, dessen sichere, das Messer führende Hand über Wohl und Wehe des Patienten entscheidet. Was bedeutet daneben der ruhig auf seinem Dreibein sitzende Narkotiseur, der nur hin und wieder etwas Äther auf die Maske tropft! Muß er da nicht als nebensächlich erscheinen?

Jeder Narkotiseur soll sogar ein gut vorgebildeter Chirurg und vor allem Arzt sein; denn es ist von Wichtigkeit, daß er bei einem Blick auf das Operationsfeld sieht, wie weit der Gang der Operation fortgeschritten ist, um die Narkose dem betreffenden

Eingriff entsprechend in der nötigen Tiefe halten zu können. Außerdem ist ein schematisches Vorgehen zu verurteilen, weil jeder Organismus individuell zu behandeln ist. Aber selbst bei der Kenntnis aller dieser Dinge, die uns die Erfahrung lehrt, bleibt die Narkose noch ein Handwerk, wenn nicht noch etwas dazu kommt, was sie zur Kunst erhebt. Das ist ein gewisses Talent zu narkotisieren, ein Gefühl dafür, was man gerade in dem Augenblick bei dem Patienten tun oder lassen soll.

Daß in großen chirurgischen Stationen und Kliniken gut ausgebildete Narkotiseure herangezogen werden können, ist selbstverständlich. Eine schriftliche Anleitung zur Narkosetechnik zu geben erscheint jedoch wichtig, da nicht jeder Gelegenheit hat, in einem großen Betrieb arbeiten zu können, außerdem aber dem Anfänger und Studierenden gewisse theoretische Vorkenntnisse nur von Nutzen sein können und die praktische Arbeit damit erleichtert wird. Das Büchlein erhebt keinen Anspruch auf Vollständigkeit und bringt auch nichts Neues. Es soll nur den Anfänger mit den notwendigen Technicismen und einigen Allgemeinbegriffen zur Narkose bekannt machen. Dem Mediziner möge es ein kleiner Behelf für sein Studium sein, dem praktischen Arzt aber ständig die Gefahren vor Augen halten, die eine Narkose in sich birgt, und ein Anhaltspunkt zur Vermeidung von solchen sein; dem angehenden Operateur möge es den Beginn seiner Laufbahn als Narkotiseur erleichtern.

Entwicklung der Narkose

Die Idee, chirurgische Eingriffe für den Patienten schmerzlos zu gestalten, ist fast ebenso alt wie die Medizin selbst und die ersten Versuche reichen bis in die früheste Zeit zurück. Mit unzulänglichen Mitteln ins Werk gesetzt, wurden sie bald wieder vergessen, um, neuerlich aufgegriffen, erst nach Jahrhunderten endlich zum Ziele zu führen.

Wir finden schon bei den alten Ägyptern das Bestreben, bei Eingriffen, die sie mit dem Messer oder dem Glüheisen machten, anästhesierende Mittel zu gebrauchen. Hiebei spielte Cannabis Indica und Opium die Hauptrolle.

Die Assyrier versuchten Knaben, die der Beschneidung unterzogen werden sollten, durch Kompression der Halsgefäße unempfindlich zu machen. Auch die Chinesen waren im Besitz anästhesierender Mittel und verwendeten das Präparat Mayo (ebenfalls Cannabis Indica). Vom Altertum bis zum 16. Jahrhundert war die Mandrogara oder Alraunwurzel (Atropa mandrogara L.) viel verwendet.

Von großer Bedeutung sind Ende des 13. Jahrhunderts die Versuche Theodorichs von Cervia, weil er zum ersten Mal Anästhesie durch Einatmung herbeigeführt hat. Er verwendete dazu Dämpfe vom Saft des Schierlings und der Mandragorablätter. 1781 machte Sassard, Chirurg an der Charité in Paris neuerdings den Vorschlag, narkotische Mittel bei Operationen zu geben, welche, ist uns leider nicht bekannt. Er wollte dabei eigentlich mehr dem Operationsschock begegnen und weniger den Schmerz bannen. Bis zur Anwendung des Äthers und Chloroforms fand diese Methode vielen Anklang und kam auch mit mehr oder weniger gutem Erfolg zur Ausführung.

Erst die Fortschritte der Chemie und ihre Verwendung in der Medizin um die Wende des 19. Jahrhunderts brachten die Chirurgie in der schmerzlosen Operation um einen großen Schritt weiter. Die Entdeckung des Sauerstoffes führte zu Versuchen, Patienten durch Einatmung Erleichterung zu schaffen. Lungenkranke wurden in der zweiten Hälfte des 18. Jahrhunderts durch Ätherinhalation von dem Oppressionsgefühl befreit. Davy unternahm Ende des 18. Jahrhunderts ausgedehnte Studien über Stickstoffoxydul, dem er auch den Namen Lachgas gab. Seine Versuche gerieten in Vergessenheit. Der Äther wurde dem Arzneischatz einverleibt, ohne für die Anästhesie verwendet zu werden.

In der folgenden Zeit wich die Lehre der Anästhesie vom wissenschaftlichen Pfad ab und verlor sich in das damals mystische Dunkel des magnetischen Schlafes und des Hypnotisierens. Es sollen auch einige schmerzlose Operationen in diesem Dämmerschlaf ausgeführt worden sein. In der letzten Zeit werden neuerlich derartige hypnotische Versuche mit Erfolg angestellt.

1844 bemühte sich Wells Horace, ein Zahnarzt in Hartfort, das Stickstoffoxydul zur Narkose einzuführen, gab aber diese Idee nach einigen Mißerfolgen wieder auf.

Jackson und Morton in Boston teilen sich in das Verdienst, den Äther im Jahre 1846 zur Anästhesie herangezogen zu haben. Jackson versuchte die Wirkung des Äthers zuerst an sich selbst, Morton, der inzwischen einen Inhalationsapparat konstruieren ließ, verwendete den Äther bei seinen Kranken mit bestem Erfolg. Die große Neuigkeit der schmerzlosen Operation verbreitete sich schnell nach Europa und bald wurden solche allgemein ausgeführt, zumal sich auch die Physiologie mit dem neuen Anaestheticum beschäftigte und wesentlich dazu beitrug, die Ätherfrage zu klären.

Doch nicht lange Zeit sollte sich der Äther seines Erfolges freuen, denn im Jahre 1847 kam Simpson mit seiner epcchemachenden Erfindung, dem Chloroform als Narkoticum, heraus, das in kürzester Zeit den Äther verdrängte. Selbst einige Todesfälle, die vorkamen, konnten dem Erfolg nichts anhaben und das Chloroform machte den Siegeslauf über die ganze Welt. Immerhin blieben einzelne Chirurgen dem Äther treu. Der Kampf zwischen Äther und Chloroform begann zu dieser Zeit und ist bis zum heutigen Tage nicht ganz ausgetragen, wenn auch der Äther, der ständig an Boden gewonnen hat, jetzt von neuem herrschend ist. Die immer wieder vorkommenden Unglücksfälle haben die Veranlassung gegeben, daß auch jetzt noch ständig neue Anaesthetica gesucht werden. So steht wieder das Stickstoffoxydul als ausgezeichnetes Narkoticum in Verwendung. Allerdings nur dort (Amerika), wo sein hoher Preis keine Rolle spielt. Von anderen neuen Narkoticis sind Dichloren und Solästhin später kurz besprochen. Ein anderes, Narcylen (chemisch reines Azetylengas), das mit einem eigenen Apparat zugeführt werden muß, sei hier nur erwähnt.

Auch in der Art und Weise der Verabreichung wurde viel experimentiert und praktisch versucht; doch konnte auch hier keine vollständige Einigung erzielt werden.

Wir kennen eine Reihe von Anwendungsarten der Narkotica, die hier aufgezählt werden sollen, obwohl im folgenden nur von der Inhalationsnarkose als der verbreitetsten und besten gesprochen wird.

1. Die Inhalationsnarkose (dazu gehören auch Überdruck- und Intubationsnarkose);
2. die intrarektale Narkose;
3. die intravenöse Narkose;
4. die intramuskuläre und subkutane Narkose;
5. die intraperitoneale Narkose.

Es soll keiner dieser Methoden ihre Existenzberechtigung abgesprochen werden. Der ungeheure Vorteil der Inhalationsnarkose gegenüber den anderen hier erwähnten Methoden besteht in ihrer vollkommenen Regulierbarkeit. Bei der geringsten Überdosierung genügt das Entfernen der Maske, um das Narkoticum mit Hilfe der gewaltigen Respirationsfläche der Lunge aus dem Körper zu entfernen. Nur bei der Inhalationsmethode hat man es in der Hand, die Narkose jederzeit zu unterbrechen, während das bei allen anderen unmöglich ist.

Die einzelnen Narkotica

Wir wollen nun eine kurze Besprechung der einzelnen heutzutage gebräuchlichen Narkotica einschalten und ihre chemischen Eigenschaften sowie ihre Einwirkungen auf den Organismus erörtern.

Äther

Wenn wir von der Äthernarkose sprechen, so ist damit die Narkose mit Diäthyläther $(C_2H_5)_2O$, nach seiner Darstellung durch Erhitzen von Alkohol mit Schwefelsäure auf 140^0, auch Schwefeläther genannt, gemeint. Er ist eine farblose, klare, eigentümlich riechende und schmeckende Flüssigkeit, die bei 35^0 siedet. Dieser niedrige Siedepunkt ist für seine Anwendung von großer Bedeutung; er ist der Ausdruck seiner großen Flüchtigkeit. Der Äther ist sehr leicht entzündbar und daher sehr feuergefährlich. Die mit Luft gemischten Dämpfe sind explosibel. Dabei darf nicht vergessen werden, daß die Ätherdämpfe spezifisch schwerer sind als Luft und daher nach abwärts fließen. Offenes Licht und Thermokaustik sollen nie in Anwesenheit von Äther verwendet werden. Man entferne daher bei Gebrauch des Paquelins die gerade in Verwendung stehenden Ätherflaschen.

Dem Äther können von seiner Herstellung Verunreinigungen anhaften, die für den Patienten schädlich sind. Sache der Fabrik ist es, chemisch reinen Äther zu liefern. Wichtiger als diese Verunreinigungen sind für den Narkotiseur die Zersetzungen, welchen der Äther durch unrichtige Aufbewahrung unterliegen kann. Unter dem Einfluß von Licht und Luft können nämlich als Zersetzungsprodukte Wasserstoffsuperoxyd, Vinylalkohol, Azetaldehyd, Äthylperoxyd und Essigsäure auftreten. Die Fernhaltung dieser Zersetzungsprozesse muß unbedingt gefordert werden, da gerade sie durch Reizung der Schleimhäute in den Atmungswegen postoperative Lungenprozesse begünstigen können.

Die folgenden zwei einfachen Proben können zur Prüfung des Äthers auf seine chemische Reinheit empfohlen werden:

Die Jorrisonsche Probe: Auflösung von 0,4 Vannidinsäure in 4 ccm Schwefelsäure, die mit Wasser auf 100 ccm verdünnt wird. Werden nun 10 ccm Äther mit 2 ccm der Auflösung geschüttelt, so färbt sich in Gegenwart von Peroxyden das sonst grünlichbläuliche Reagens rosarot bis blutrot.

Diese Probe zeigt Wasserstoffsuperoxyd und Äthylperoxyd an. Die Neßlersche Probe: 10 ccm Äther und 1 ccm Neßler-Reagens werden zusammen kurze Zeit in einem Glasstöpselglase geschüttelt.

Es darf keine Färbung oder Trübung auftreten, sich höchstens eine schwache, weißliche Opaleszenz zeigen. Die Probe weist Aldehyd und Vinylalkohol nach.

Der Äther muß in kleinen dunklen Flaschen, welche über ihm wenig Luftraum enthalten, verschlossen bleiben und bis zum Gebrauch an einem kühlen, dunklen Ort, am besten im Eisschrank verwahrt werden. In den Tropfflaschen zurückgebliebene Reste dürfen nicht mehr verbraucht oder gar in den Behälter zurückgeschüttet, sondern sollen anderweitig verwendet werden.

Die Wirkung des Äthers auf die lebenswichtigen Organe, die Funktionen des Organismus und auf den Stoffwechsel sind mannigfach.

Man fand Veränderungen an den parenchymatösen Organen, so als Folge davon Albuminurie und Zylindrurie. Es tritt also gelegentlich eine Schädigung der Nieren auf, die aber nur vorübergehender und geringfügiger Natur ist. Auf die Drüsen der Mund- und Rachenhöhle und des Respirationstraktes wirkt der Äther sekretionsanregend, was eine unerwünschte, aber leicht zu beseitigende Nebenwirkung darstellt.

Bei jeder Ätheraufnahme in den Organismus kommt es ferner zu einer Hämolyse, die aber infolge der geringen bei einer Ätherinhalationsmethode in Betracht kommenden Äther-Blutkonzentration nicht in Betracht kommt. In vereinzelten, dazu veranlagten Fällen, kommt es zu einer leichten Hämoglobinurie und einem geringen Ikterus. Nur bei ganz großen Äthermengen kann es zu ähnlichen Veränderungen kommen, wie sie beim Chloroform geschildert werden.

Die Wirkung des Äthers als Stimulans, subkutan gegeben, ist bekannt. Dementsprechend ist auch seine Wirkung bei der Narkose eine günstige für den Kreislauf. Erst nach sehr langdauernden Narkosen tritt nach einer anfänglichen Steigerung eine Senkung des Blutdruckes auf.

Die Ausscheidung des Äthers aus dem Organismus geht vermöge seiner großen Flüchtigkeit sehr rasch vor sich. Schon kurze Zeit nach der Narkose ist die Äther-Blutkonzentration auf ein Minimum gesunken.

Chloroform

Es ist seiner chemischen Zusammensetzung nach Trichlormethan $CHCl_3$, eine klare, farblose, flüchtige Flüssigkeit von eigenartigem Geruch und süßlichem Geschmack, im Wasser nicht löslich, dagegen mit Alkohol, Äther und fetten Ölen gut mischbar. Sein Siedepunkt liegt bei 60°. Die Dämpfe sind weder explosibel noch brennbar. Dennoch ist die Chloroformnarkose bei Gaslicht- oder -brenner mit großen Nachteilen verbunden, da sich bei der Verbrennung des Chloroformdampfes in der Flamme unter den Verbrennungsprodukten Chlorkohlenoxyd (Phosgen), Salzsäure und freies Chlor bilden, die durch ihre Dämpfe die Schleimhäute stark reizen. Wichtig für die Aufbewahrung ist Schutz vor Licht-, Wärme- und Luftzutritt. Die narkotische Wirkung ist die gleiche wie bei Äther, doch die Wirkung auf den Organismus ist eine wesentlich andere. Deshalb muß seiner Gefährlichkeit halber nachdrücklich darauf verwiesen werden.

Es darf als feststehend betrachtet werden, daß das Chloroform ein schweres Blutgift ist, welches bei höherer Konzentration und längerer Einwirkung die roten Blutkörperchen zerstört.

Außerdem kommt es zu einer Blutdrucksenkung, die teilweise durch Lähmung der Vasomotoren, teilweise durch Schädigung des Herzmuskels, also durch Verminderung der Herzkraft zu erklären ist. Es kommt zu schweren Veränderungen sowohl der nervösen als auch der parenchymatösen Organe und zwar hauptsächlich im Sinne der fettigen Degeneration. Praktisch wichtiger als diese Blutdrucksenkung bei zu weitgehender Chloroformierung ist das plötzliche Versagen der Herztätigkeit, wenn zu große Mengen des Giftes auf einmal in das Blut gelangen. Der Abstand der Konzentration, die zur Narkose ausreicht von jener, die die Herztätigkeit lähmt, ist für das Chloroform viel kleiner als für den Äther.

Darin liegt wohl der praktisch entscheidende Unterschied beider Narkotica.

Weiters fand man, daß das Atemzentrum von Chloroform viel leichter geschädigt wird als von Äther.

Die geringe nachteilige Wirkung des Chloroforms auf die Zellen der Atmungsorgane spielt wohl praktisch eine geringe Rolle im Vergleich zu den gefährlichen Einflüssen auf Leber, Niere und Herz. Besonders bei schon vorhandener Nierenerkrankung soll Chloroform vermieden werden, da schon oft das Aufflackern einer alten Nephritis bemerkt wurde. Die Veränderungen an der Leber bestehen aus Fettinfiltration, Degeneration und Nekrose der Leberzellen.

Chloroform ist aber nicht allein während der Narkose gefährlich, es kommt vielmehr auch gelegentlich zu sogenannten Spätfolgen, die sich in fettiger Degeneration der parenchymatösen Organe auswirken und leider auch manchmal viele Tage nach der

Operation zum Tode führen können. Es bleibt daher kontraindiziert bei Myocarditis, Fettherz und jeder Erkrankung von Niere und Leber (Eklampsie!).

Die angeführten Tatsachen sprechen eine deutliche Mahnung gegen die Verwendung des Chloroforms als Narkoticum. Wenn man vom Äther sagen kann, daß es kaum eine Gegenanzeige für seine Anwendung gibt, so muß vom Chloroform wohl das Gegenteil behauptet werden. Noch eine, zwar nebensächliche, aber unangenehme Eigenschaft besitzt das Chloroform, nämlich, daß es die Haut bei längerer Einwirkung verätzt.

Nur in der Geburtshilfe ist das Chloroform, vermöge seiner Fähigkeit, rascher zur Vollnarkose zu führen, hie und da angezeigt, weil der Erfolg der Operation hier wirklich manchmal von Minuten abhängt. Dagegen ist der Wunsch des Operateurs, rasch zum Operieren zu kommen, keine Indikation zur Verwendung von Chloroform.

Äther-Chloroformmischungen

Die speichelsekretionsanregende Wirkung des Äthers und die damit verbundene Gefahr der Lungenkomplikation einerseits, die schädliche Beeinflussung des Herzens durch das Chloroform anderseits hat schon frühzeitig zur Empfehlung zahlreicher Chloroform-Äthermischungen geführt. Aber auch bei solchen Mischungen kann es zu den, dem Chloroform eigentümlichen Schädigungen kommen. Eines der gebräuchlichsten, gelegentlich bei kleinen Kindern oder bei älteren, an Bronchitis oder anderen Lungenerkrankungen leidenden Patienten verwendetes Äther-Chloroformgemenge ist die Billroth-Mischung, und zwar besteht diese aus

Chloroform.................. 100,0
Aether pro narcosi.......... 30,0
Alkohol absol............... 30,0

Alkohol ist dieser Mischung deshalb beigegeben, um sie stabiler zu machen. Auch dabei ist die Aufbewahrung in dunklen Flaschen und an kühlen Orten von Wichtigkeit, ebenso die ständig frische Zubereitung vor Gebrauch, da bei längerem Stehen eine Verdunstung nicht zu vermeiden ist und bei den verschiedenen Siedepunkten der Flüssigkeiten die drei Komponenten ungleichmäßig verdunsten. Es verdunsten entsprechend ihrem Siedepunkt zuerst der Äther, dann das Chloroform und am Schluß bleibt der Alkohol allein zurück. Die Mischung ist feuergefährlich und man muß daher mit ihrer Verwendung bei offenem Licht vorsichtig sein.

Andere Äther-Chloroformgemische (ohne Alkohol) sind von Roux und Albrecht angegeben.

Die Äther-Chloroformnarkose ist die gebräuchlichste der Inhalationsmischnarkosen. Nun wenden wir aber fast immer — auch bei Gebrauch von reinem Äther — Mischnarkosen an, da wir meist Morphin oder auch Scopolamin vor der Narkose geben und die Wirkung dieser beiden Narkotica kombinieren. Ja, auch reine Injektionsnarkosen, z. B. der Scopolamindämmerschlaf, werden ausgeführt. Es gehört also die übliche Injektion von Morphin nicht nur zur Beruhigung des Patienten, sondern sie bildet einen wesentlichen Bestandteil der Narkose, die man eigentlich Morphin-Äthernarkose nennen müßte.

Chloräthyl

Das Chloräthyl C_2H_5Cl ist eine farblose, klare, süßlich schmeckende, leicht explosible Flüssigkeit mit dem niedrigen Siedepunkt von 12^0. Zuerst als Lokalanästheticum verwendet, zeigte sich später auch seine narkotisierende Wirkung. Es betäubt sehr rasch, wird aber infolge seiner großen Flüchtigkeit ebenso rasch wieder von der Lunge ausgeschieden.

Besondere Schädigungen sind bei richtiger Anwendungsweise nicht beobachtet worden. Kontraindiziert ist nur jede langdauernde Narkose mit Chloräthyl. Man muß daher bei länger dauernden Rauschnarkosen zum Äther übergehen.

Dichloren

Es ist das ein erst in jüngerer Zeit angegebenes (H. H. Meyer und P. Albrecht) Mittel der Chloroformgruppe, chemisch $C_2H_2Cl_2$ (Dichlormethylen), Siedepunkt 52^0. Es wird, da es krampferregend wirkt, nie allein gegeben, sondern nur gemischt mit Äther (gewöhnlich ein Teil Dichloren und drei Teile Äther).

Es besitzt den Vorteil, daß man mit geringeren Mengen auskommt als bei reinem Äther, daß es den Blutdruck auch bei langdauernden Narkosen nicht herabsetzt und daß die postnarkotischen Erscheinungen geringer sind. Die Narkosezwischenfälle (Asphyxie, Kollaps) sind aber bei Dichloren doch häufiger als bei reinem Äther, weshalb es trotz seiner Vorzüge noch keine weitere Verbreitung gefunden hat.

Solästhin

In seiner chemischen Formel dem Chloroform nahestehend (es ist Dichlormethan CH_2Cl_2) ähnelt es in seiner Wirkung dem Chloräthyl. Sein Hauptanwendungsgebiet sind langdauernde oberflächliche Narkosen. Es bringt keinen wesentlichen Vorteil gegenüber den bisher gebräuchlichen Narkoticis.

Allgemeines über die Narkose

Bei jedem Narkoticum, einerlei um welches es sich handelt, nimmt die Narkose einen ganz bestimmten Verlauf und macht notwendig eine Reihe von Stadien durch, die in ihrer Art und Aufeinanderfolge durch die Wirkungsweise der Inhalationsanästhetica auf das zentrale Nervensystem erklärt werden. Wir unterscheiden:

I. Initialstadium: Langsam schwindendes Bewußtsein
II. Analgetisches Stadium: Analgesie bei erhaltenen Reflexen
} Lähmung der Großhirnrinde

III. Exzitationsstadium: Abwehrbewegungen, Schreien — Reizung der subkortikal. Zentren

IV. Toleranzstadium: Analgesie bei erloschenen Reflexen — Lähmung des Rückenmarks

V. Erwachen: Wiederauftreten d. Reflexe — Wiedertätigwerden von Großhirnrinde und Rückenmark

} Funktion der Medulla oblongata immer erhalten

VI. Zentrale Asphyxie, Synkope: Völlige Reflexlosigkeit

Lähmung des ganzen Zentralnervensystems einschließlich der Medulla oblongata.

Wir sehen, daß die Verwendbarkeit der Narkose darauf beruht, daß vom ganzen zentralen Nervensystem die Medulla oblongata zuletzt gelähmt wird, daß also bei Ausschaltung aller anderen Zentren das für die lebenswichtigen Funktionen noch tätig ist.

Wieso kommt es nun zu einer so elektiven Wirkung der Narkotica auf das zentrale Nervensystem? Nach H. H. Meyer kommt sie daher, daß manche indifferente gasförmige oder flüchtige Stoffe Narkose herbeiführen, wenn sie in einer bestimmten Konzentration in den Zellipoiden gelöst sind. Dazu gehört eine gewisse Affinität zu den fettähnlichen Substanzen der Zellen, eine Lipoidophilie. Außer in Lipoiden müssen die Narkotica aber auch noch in Wasser löslich sein, weil sie ja sonst nicht ins Protoplasma aufgenommen werden könnten. Das Verhältnis zwischen ihrer Lipoid- und Wasserlöslichkeit, der sogenannte Teilungskoeffizient, spielt daher eine große Rolle.

Die Zellipoide sind nicht nur das Lösungsmittel allein, sondern auch der Angriffspunkt, das Wirkungssubstrat für die Narkotica. Durch deren Aufnahme verlieren die Zellen ihren normalen Chemismus und sind nicht mehr imstande, die ihnen zukommende Arbeit zu leisten. Es kommt vermutlich zu einer Änderung — und zwar Herabsetzung — der Ionendurchlässigkeit der Zellen und damit zu einer Unterbrechung der intrazellulären chemischen Vorgänge. Eine Folge dieser kolloidchemischen Veränderungen ist auch eine verminderte Aufnahme oder Verwertung von Sauerstoff. Das ist aber nur eine Begleiterscheinung der Narkose, nicht ihr Wesen. Wichtig und notwendig ist es, daß alle diese Veränderungen im Zellchemismus umkehrbar sind, indem bei einem Minderangebot von Narkoticum durch das Blut die Lipoide sich wieder auf ein niederes Niveau einstellen, daß also eine Restitutio ad integrum möglich ist. Das erst hat die Narkose verwendbar gemacht.

Die Fähigkeit der Ganglienzellen, rasch Narkoticum aufzunehmen und auch wieder abzugeben, wird nicht bei allen Narkosearten gleich verwertet. Ideal ausgenutzt wird diese Elastizität der Zellipoide nur bei einer Narkose, die in kleinsten Gaben ständig das Narkoticum gibt, die so am besten dosieren kann — das ist die Inhalationstropfmethode.

Die Kunst zu narkotisieren besteht bei dieser Methode nun hauptsächlich darin, vom Toleranzstadium nicht zur Asphyxie und Synkope zu kommen, ja sich möglichst an der unteren Grenze der Toleranz zu halten. Ob das gelungen ist, weiß im einzelnen Fall natürlich nur der, der narkotisiert hat. Viele Narkotiseure sind von ihrer Tätigkeit vollauf befriedigt, wenn sie von dem Operateur belobt werden. Es sollte das aber nur einen Teil der Befriedigung ausmachen, denn die Narkose kann trotz der Anerkennung aus dem Munde des Operateurs noch recht mangelhaft gewesen sein. Es muß auch der Narkotiseur selbst mit sich zufrieden sein, indem er das Bewußtsein hat, das Minimum an Narkoticum, das notwendig war, verbraucht zu haben.

Und drittens und nicht zuletzt muß der Patient mit der Narkose zufrieden sein. Es soll für ihn die Narkose kein Schock sein, an den er noch lange Zeit nachher mit Schauder zurückdenkt. Als einer der Vorteile der Narkose vor der Lokalanästhesie wird es ja immer gepriesen, daß es bei ihr keinen Operationsschock gebe. Das ist auch vollkommen richtig, besonders bei eingreifenden Operationen (Magenresektion, Schädeltrepanation) fällt das ins Gewicht. Dieses psychische Trauma des bei vollem Bewußtsein Miterlebens der Operation ist aber auch nicht größer als das durch das Erstickungsgefühl bedingte, welches dann auftritt, wenn beim Beginn der Narkose zu viel Narkoticum gegeben wird. Wenig Beruhigung bringen dann dem Kranken die oft gehörten Worte: ,,Wenn Sie auch jetzt das Gefühl haben zu ersticken, haben Sie keine Angst, es geschieht Ihnen nichts." Wer einmal eine solche Narkose am eigenen Leib mitgemacht hat, der wird nie wieder so narkotisieren. Aber nicht nur subjektiv, auch objektiv kann diese Überdosierung unangenehm werden und der Patient plötzlich eine Synkope bekommen. Der oft gehörte Satz ist dann: ,,Ja, es ist einfach unglaublich, wie der Kranke kollabieren konnte, wo er doch nur — sagen wir — 100 g Äther oder 20 g Billrothmischung bekommen hat." Die Ursache für diesen merkwürdigen Ausspruch ist die weitverbreitete Meinung, daß man nur mit großen Narkoticummengen jemand ernstlich schaden könne. Das ist aber ganz falsch. Nicht so sehr die absolute, verbrauchte Menge ist maßgebend, als vielmehr die jeweils herrschende Konzentration von Narkoticum im Blut. Wenn diese bei Aufschütten plötzlich hoch ansteigt, dann kann man auch mit ganz geringen Mengen jemanden töten.

Die Narkoticumkonzentration im Blut führt nun zur Frage des Verbrauches an Narkosemitteln. Die Tiefe der Narkose hängt ja von der Blutkonzentration ab. Je höher die Konzentration, desto tiefer die Narkose. Sie beträgt bei Äther in tiefer Narkose zirka 80 mg Prozent.

Nun ist nicht bei jedem Menschen das Verhältnis zwischen Blutkonzentration des Narkoticums — sagen wir der Kürze halber in Folgendem Äther — und der Narkosetiefe gleich. Der eine benötigt eine größere, der andere eine kleinere Konzentration für die gleiche Narkosetiefe. Das hat ja sein Analogon in der Alkoholtoleranz.

Dann hängt der Verbrauch an Äther aber auch von der Menge an speicherfähiger Substanz im Körper ab. Wir wissen ja, daß alle Inhalationsanästhetica durch ihre Lipoidlöslichkeit wirken. Da ist es nun eine bekannte Tatsache, daß dicke Leute mehr Narkoticum brauchen als magere, weil eben auch die große Masse des abgelagerten Fettes auf ein ähnliches Ätherniveau gebracht werden muß wie das Gehirn. Außer diesen im Patienten gelegenen Faktoren spielen noch äußere Umstände beim Narkoticumverbrauch eine gewisse Rolle. Man wird selbstverständlich bei einem Operateur, der wie an der Leiche operieren möchte, mehr Äther brauchen als bei einem, bei dem der Patient ständig spannen muß.

Auch die Abdichtung macht viel aus. Bei gut abgedichteter oder gar einer Sudeck-Maske oder einem Roth-Dräger-Apparat ist der Verbrauch viel geringer als bei ganz offener Narkose.

Nach diesen Angaben ist es verständlich, wenn man absolute Zahlen für den Narkoticumverbrauch nicht angeben kann. Am ehesten kann man noch für den Beginn der Narkose etwas sagen, weil der wenigstens von der Art der Operation unabhängig ist. Mit 80 bis 120 ccm Äther gelingt es einem fast immer, den Patienten in tiefe Narkose zu bringen.

Es macht natürlich auch viel aus, ob man einen unvorbereiteten Patienten narkotisiert oder ob er vorher eine genügende Morphinmenge bekommen hat; denn diese wirkt nicht nur beruhigend, sondern auch narkosesparend.

Nun noch einige Worte zur Streitfrage: Äther oder Chloroform. Aus unseren Ausführungen geht hervor, daß wir überzeugte Anhänger der Äthernarkose sind, und zwar deshalb, weil wir sie den anderen unbedingt überlegen erachten. Dabei stellen wir durchaus nicht den Äther als das Ideal hin, aber wir meinen, daß er bis heute das Beste ist.

Wir verschaffen uns am ehesten ein Bild von dem Wert dieser beiden Narkotica, wenn wir ihre Nachteile näher betrachten und vergleichen.

Der Äther soll folgende Nachteile haben:

Er ruft Hypersekretion hervor. Atropingaben ante operationem verhüten mit fast vollkommener Sicherheit eine stärkere Sekretion.

Er soll die Luftwege und die Lunge schädigen (Pneumonie). Durch umfangreiche Statistiken wurde gezeigt, daß die Prozentzahl der Pneumonien bei Chloroform und Äthernarkose ja sogar bei Lokalanästhesie annähernd gleich ist. Die Pneumonie ist eben nie toxisch, sondern in der überwiegend großen Mehrzahl hypostatisch, im übrigen nur durch eine Infektion bedingt (Aspirationspneumonie).

Er steigert den Blutdruck. Die Blutdrucksteigerung zu Beginn der Narkose ist minimal, später tritt sogar eine leichte Blutdrucksenkung ein. Auch bei Hochdruck kommt die Gefahr einer Apoplexie kaum in Betracht.

Er reicht für schwer zu Narkotisierende nicht aus. Das ist in gewissen sehr seltenen Fällen, ohne enorm große Äthermengen zu verwenden, zutreffend. Dann tritt die Chloroform-Äthermischnarkose in ihre Rechte.

Das Chloroform hat folgende Nachteile:
Es schädigt die parenchymatösen Organe.
Es setzt den Blutdruck herab.
Es hat eine sehr geringe Narkosebreite.

Von diesen drei Punkten läßt sich nicht einer widerlegen. Jeder von ihnen kann den letalen Ausgang der Narkose zur Folge haben und wir wissen es aus Erfahrung, daß er es nicht nur kann, sondern daß das gar nicht so selten vorkommt. Wohl wird oft der ungeübte Narkotiseur die Schuld tragen, aber bei Äther kann eben auch der unerfahrene Narkotiseur schwerer ein Unglück anrichten.

Das ist ein ungeheurer Vorteil für die Praxis, wo der Arzt manchmal gezwungen ist, die Narkose von einem Laien ausführen zu lassen und sie neben der Operation nur beaufsichtigt. Das geht bei einer Äthernarkose leicht. Bei chloroformhältigen Narkoticis ist es mit den größten Gefahren verbunden, weil die Möglichkeit einer Überdosierung sehr nahe liegt. Der einzige Vorteil des Chloroforms für die Praxis besteht darin, daß es kompendiös ist. Die Gefahren der Narkosezwischenfälle wiegt dieser Vorteil aber nicht auf.

Von dem Vorwurfe gegen die Äthernarkose bleibt nur das eine übrig, daß man bei schwer zu narkotisierenden Patienten nicht mit ihr auskommt. Die Fälle, in denen das zutrifft, sind aber seltene Ausnahmen und durch vorherige Morphingaben weitgehend einzuschränken.

Vorbereitung des Patienten

Unterscheiden wollen wir die Vorbereitung eines länger im Spital liegenden Patienten von einem solchen, der als dringlicher Fall sofort operiert werden muß, da es ja selbstverständlich ist, daß erstere viel genauer vorbereitet werden können.

Wir haben schon bei der Besprechung der einzelnen Narkotica diejenigen Organe erwähnt, die bei der Narkose in Mitleidenschaft

Vorbereitung des Patienten

gezogen werden, bzw. bei denen es zu Schädigungen kommen kann. Es ist deshalb in gewissem Grade nur selbstverständlich, wenn wir diesen einige Beachtung schenken und sie einer genauen Untersuchung unterziehen. So ist ein genauer Herz-, Lungen- und Harnbefund unentbehrlich. Aber auch auf andere Dinge muß man achten.

Zähne: Prothesen müssen entfernt werden. Das ist wohl Aufgabe der Schwester, die den Patienten in den Vorbereitungsraum geleitet. Man vergesse aber nie als Narkotiseur, den Patienten vorher zu befragen und sich selbst durch Augenschein davon zu überzeugen. Gar zu leicht wird dies übersehen. Man bedenke die schrecklichen Folgen eines solchen Versäumnisses. Wie leicht kann eine Prothese verschluckt, im Rachen stecken bleiben und zu den schwersten Atemstörungen führen. Verletzungen des Ösophagus mit Perforation und anschließender Mediastinitis sind vorgekommen. Kariöse Zähne sollen vorher gefüllt werden, da sie ein Sammelpunkt pathogener Bakterien sind und bei Aspiration in der Narkose gangränöse Pneumonie verursachen können. Auf nicht mehr fest sitzende Zähne muß besonders geachtet werden, da auch sie leicht im Exzitationsstadium durch Zusammenbeißen der Zähne herausfallen und in den Rachen kommen können. Peinlichste Reinhaltung des Gebisses durch täglich mehrmaliges Putzen vor der Operation ist erwünscht.

Herz: Bei Untersuchung dieses Organes müssen wir vor allem auf einen schweren Klappenfehler, eine Myocarditis und ein Fettherz achten, wobei besonders die beiden letzteren gegen die Anwendung einer Narkose sprechen. Streng kontraindiziert ist bei einem derartigen Befund jede reine Chloroform- und Chloroform-Mischnarkose. Auch für Chloräthylräusche sind Herzmuskelerkrankungen eine Gegenanzeige. Die Äthergabe wird eingeschränkt und, wenn möglich, in Lokalanästhesie operiert. Dem Füllungszustand der Gefäße und auch der Frequenz des Pulses muß einige Beachtung geschenkt werden.

Lunge: Bei den so häufigen Bronchitiden lehnen wir die Operation wegen der Gefahr einer postoperativen Pneumonie womöglich ab und verlegen sie auf einen späteren Zeitpunkt, bis die Lunge vollkommen gesund ist. Dieses Vorgehen ist natürlicherweise bei dringlichen Operationen nicht durchführbar und wir verwenden in solchen Fällen in ausgedehntem Maße die Lokalanästhesie. Wenn diese aber, besonders bei kleinen Kindern, nicht durchführbar ist, greifen wir manchmal wegen ihrer geringeren sekretionsanregenden Wirkung zur Billroth-Mischung (in kleinen Dosen), wenn man auch bei Erwachsenen nach Atropingaben ruhig Äther nehmen kann. Bei spezifischen Prozessen sehen wir nie eine Verschlechterung des Zustandes durch eine Narkose, doch wird diesen Fällen besonderes Augenmerk zugewendet und mit dem Narkoticum bis zur Grenze des Möglichen gespart. Unmittelbar vor Beginn der Narkose müssen, um eine ungehinderte Atmung zu ermöglichen, alle beengenden Kleidungsstücke (Kragen, Hemd, Rockbund usw.) geöffnet werden.

Harn: Er wird auf Eiweiß und Zucker untersucht.

Eiweiß: Die postoperativen Schädigungen der Niere haben wir bei den Besprechungen der einzelnen Narkotica bereits gewürdigt. Finden wir im Harn Eiweiß, und kann eine Narkose nicht umgangen werden, so ist auf jeden Fall nur Äther zu nehmen und im postoperativen Verlauf der Nierenfunktion ein erhöhtes Augenmerk zuzuwenden, um im gegebenen Moment rechtzeitig therapeutisch vorgehen zu können.

Zucker: Die Möglichkeit eines plötzlich einsetzenden Komas bei Diabetikern bildet eine Gefahr, deren Größe uns hinlänglich bekannt ist. Nicht unbedingt nötige Operationen werden deshalb und auch wegen der schlechten Heilungstendenz bei Zuckerkranken womöglich abgelehnt. Bei dringenden lebensrettenden Eingriffen muß sowohl der Patient als auch seine Angehörigen über die eventuell eintretenden Folgen unterrichtet werden. Man kann allerdings jetzt durch geeignete Diät und vor allem durch reichliche Insulingaben sowohl vor als nach der Operation die Mortalität einschränken und recht gute Erfolge erzielen.

Die Harnuntersuchung wird natürlich bei einem Patienten, der schon einige Tage vor der Operation im Spital liegt, ausgeführt sein. Wir wollen aber vor allem darauf verweisen, daß diese Untersuchung auch bei allen Notfällen, die sofort nach der Einlieferung operiert werden, vorgenommen werden muß. Dabei wird manchmal ein Katheterismus nicht zu umgehen sein.

Wir kommen dabei auf die Blasenentleerung zu sprechen, die auch zur Narkosevorbereitung gehört. Wir finden sonst nach der Narkose den Patienten in einer Urinlache liegen, da durch die Ausschaltung jeglicher Muskeltätigkeit auch der Blasensphinkter entspannt ist und eine unwillkürliche Entleerung auftritt. Dies alles wird bei einem vorbereiteten Patienten nicht vorkommen. Im Ambulanz- und Unfallsbetrieb aber, wo wir die Patienten in fast bekleidetem, nur von beengenden Kleidungsstücken befreitem Zustand in einer kurzen Rauschnarkose operieren, kommt es manchmal vor, daß das Urinierenlassen vergessen wird und die Patienten sich dann ihre Kleider benässen.

Magen- und Darmentleerung: Das Erbrechen bzw. Würgen während der Narkose und das postnarkotische Erbrechen ist jedem Arzte bekannt und die möglichen Folgen dieser Erscheinungen (Pneumonie) sicherlich ebenfalls. Wir schützen uns davor, soweit dies eben möglich ist, dadurch, daß wir die Patienten 12 bis 14 Stunden vor der zu erwartenden Narkose fasten lassen; auch Wasser soll nur in geringem Maße getrunken werden. Alle Patienten aber, die an einer Stenose des Pylorus leiden oder wegen Ileus zur Operation kommen, werden knapp vor der Operation ausgehebert und der Magen gespült. Ebenso gehen wir bei allen dringenden Fällen vor, da die Patienten oft noch vor ihrer Einbringung ins Spital gegessen haben. Selbstverständlich darf bei Verdacht auf perforierendes Ulcus ventriculi oder duodeni von dieser Maßnahme nicht Gebrauch gemacht werden. Patienten, die ambulatorisch operiert werden, sollen belehrt und aufgefordert werden, ohne gefrühstückt zu haben, zur Operation zu erscheinen.

Bei kleinen Operationen, wie sie täglich oftmals vorgenommen werden (Panaritien, Phlegmonen — Inzisionen, Einrichtung von Frakturen), bei denen man in ausgedehntem Maße den Chloräthylrausch verwendet, würde die Magenauswaschung den ambulatorischen Betrieb zu sehr aufhalten. Überdies ist es nicht notwendig, da die Patienten, die nach diesem Rausch sofort voll bei Bewußtsein sind, erbrechen können, ohne Gefahr zu laufen, durch Aspiration eine Pneumonie zu bekommen.

Alle diese besprochenen Vorbereitungen genügen aber noch nicht, es muß vielmehr der Patient auch psychisch auf die Operation vorbereitet werden, weil die Beruhigung des Patienten nicht nur wohltätig für ihn selbst, sondern auch für den Narkotiseur ist, der den Kranken dann viel leichter in Narkose bringt. Womöglich sollen die frisch operierten Fälle in einem gesonderten Krankensaal untergebracht sein (ein Wunsch, der nicht überall erfüllt ist, der aber bei dem Bau eines neuen Krankenhauses unbedingt berücksichtigt werden soll), um die anderen noch nicht operierten Patienten nicht unnötig aufzuregen. — Aufgeregten Patienten kann man durch ein am Vorabend der Operation gereichtes Sedativum eine ruhige Nacht verschaffen.

Eine halbe Stunde vor der Operation geben wir noch im Krankenzimmer 0,01 bis 0,02 Morphium hydrochloricum und 0,001 Atropinum sulfuricum. Ersteres zur Beruhigung des Kranken und um, wie schon früher erwähnt, an Narkoticum zu sparen, letzteres um die Speichelsekretion auf ein Minimum zu beschränken. Die Atropingabe kann auch bis auf 0,0003 bis

0,0005 vermindert und damit das gerade durch das Atropin verursachte oft unerträgliche Durstgefühl nach der Operation herabgesetzt werden. Kinder bis zum zehnten Lebensjahre werden ohne Morphin- oder Atropingabe narkotisiert. Vom zehnten bis zum zwölften Jahr geben wir ein Viertel oder die Hälfte der Dosis für Erwachsene. Patienten, die am Zentralnervensystem operiert werden, bekommen auch kein Morphin, um das Atemzentrum ja nicht zu schädigen.

Nach der Mo-Atropininjektion werden die Patienten liegend

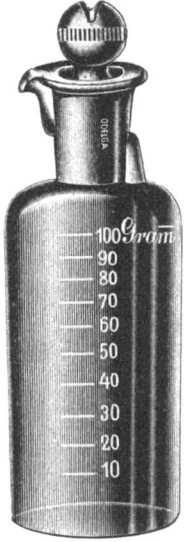 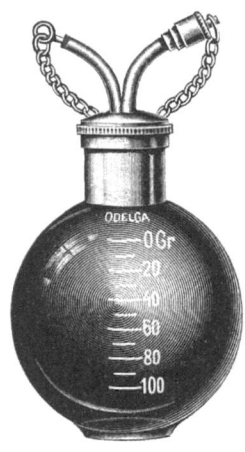

Abb. 1. Äthertropffläschchen   Abb. 2. Esmarchfläschchen

in den Vorbereitungsraum gebracht und vorsichtig auf den Narkosetisch gehoben.

Damit sind die eigentlichen Vorbereitungen beendigt. Sie sind kurz zusammengefaßt:
1. Fastenlassen;
2. falsche Zähne entfernen;
3. beengende Kleidungsstücke öffnen;
4. urinieren lassen und Harn untersuchen;
5. Herz und Lungen untersuchen.

Instrumentarium zur Narkose

Wir wollen jetzt, bevor wir zur Narkose selbst übergehen, nur noch besprechen, was der Narkotiseur zu seiner Tätigkeit braucht und was auf dem neben ihm stehenden Narkosetischchen vorbereitet sein soll.

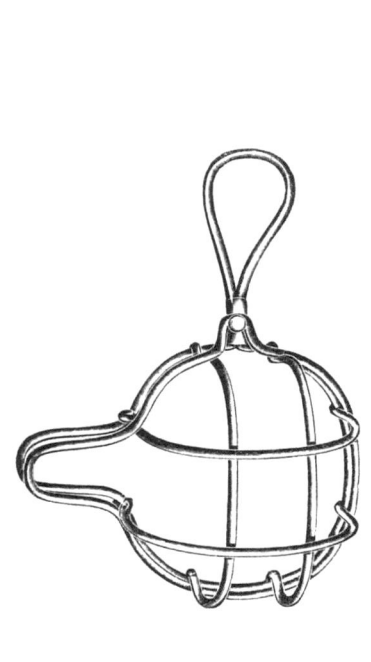 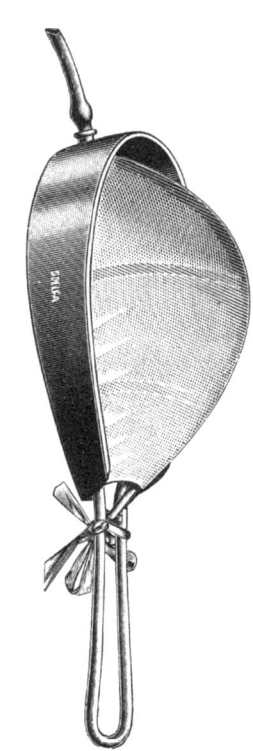

Abb. 3. Narkosekorb nach Eiselsberg

Abb. 4. Narkosekorb nach Rosthorn

1. Vor allem das Narkoticum. Es soll nicht erst unmittelbar vorher aus dem Eiskasten genommen werden, denn der kalte Äther verdunstet langsamer, bildet leicht Schnee und kühlt die Inspirationsluft zu stark ab, was für die Luftwege ungünstig ist. Der Äther wird aus einem braunen oder blauen graduierten Tropfflächchen gegeben, das nicht über 100 ccm enthalten soll (Abb. 1), da sonst zu viel übrigbleibendes Narkoticum un-

2*

brauchbar wird. Für Billrothmischung verwendet man am besten ein Esmarchfläschchen (Abb. 2). Auf jeden Fall müssen aber wegen der Gefahr einer Verwechslung Äther- und Chloroformmischungen enthaltende Fläschchen schon grob äußerlich durch verschiedene Farbe oder Form, nicht nur durch verschiedene Etiketten voneinander unterschieden sein.

2. Zwei Kompressen. Die eine benötigen wir, um vor dem Auftropfen dem Patienten die Augen zu bedecken, die zweite

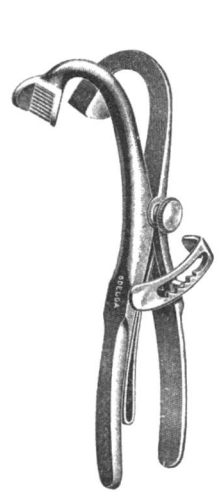

Abb. 5. Mundöffner nach Denhart

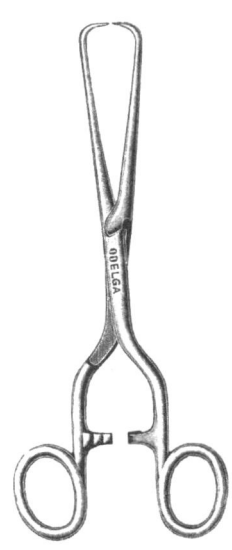

Abb. 6. Zungenzange

vielleicht später zum Abdichten der Maske oder zum Entfernen von Erbrochenem und Speichel.

3. Narkosemasken, die im allgemeinen nicht zu groß, dem Gesicht gut anpassen und für Gazeeinlagen eingerichtet sein sollen (Abb. 3), damit das Wechseln dieser Einlagen leicht geschehen könne. Eine Maske ist hinlänglich groß, wenn sie Mund und Nase bedeckt. Solche, die das ganze Gesicht verdecken, sind überflüssig und verhindern nur, das Gesicht des Patienten zu beobachten. Wenn man mit chloroformhältigen Mischungen narkotisiert, verwendet man zweckmäßig Masken, die mit einer Metallrinne dem Gesicht aufliegen (Rosthorn) (Abb. 4) und so eine Verätzung der Haut verhindern. Man soll immer wenigstens zwei

Masken bereit haben, damit man, wenn eine durch Transpiration, Speichel oder Erbrechen feucht und luftundurchlässig geworden ist, wechseln kann.

4. Ein Mundöffner, von denen ein gutes Modell der von Roser-König oder von Denhart (Abb. 5) angegebene ist, dann eine Zungenzange (Kugelzange), (Abb. 6).

5. Zwei sterile Injektionsspritzen (5 und 1 ccm); Cardiaca, Adrenalin und Lobelin zur Injektion.

6. Eine Tupferzange und mehrere kleine Tupfer für den eventuell auszuwischenden Speichel. Besser ist eine Speichelpumpe, die — an die Wasserleitung angeschlossen — eine ideale, weil vollkommene und schonendere Entfernung des Sekretes ermöglicht.

7. Soll in erreichbarer Nähe eine Sauerstoffbombe sein, um bei Asphyxie Sauerstoff geben zu können.

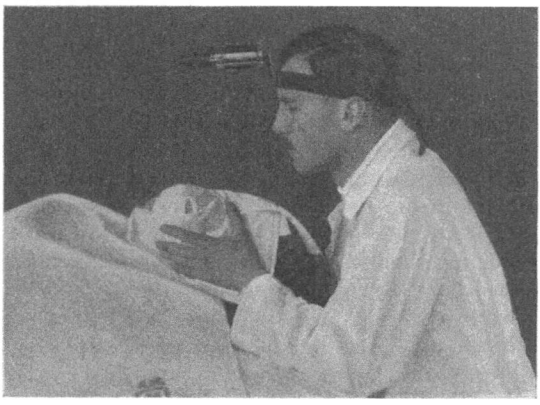

Abb. 7. Tropfvorrichtung nach Eichelter

Für eine kleine Narkose im Privathaus genügt es im Notfall, wenn man statt einer Maske acht bis zwölffach zusammengelegte Gaze verwendet, die man dicht auf das gut eingefettete Gesicht legt.

In der Unfallschirurgie, wo man es oft mit reichlich alkoholisierten Patienten zu tun hat, die sich gegen eine Narkose mit aller Gewalt wehren und auch erbrechen, hat der Narkotiseur oft Mühe, mit beiden Händen den Kopf des Patienten zu halten. Für solche Fälle hat sich ein Auftropfapparat, den Eichelter angegeben hat, bestens bewährt. Er läßt beide Hände des Narkotiseurs dadurch frei, daß das Fläschchen wie bei einem Stirnreflektor mit einem Band am Kopf befestigt wird. Durch einfaches Heben und Senken des Kopfes wird die Tropfenzahl geregelt (Abb. 7).

Zum Schlusse müssen wir noch etwas erörtern, was auch vor Beginn der Narkose besprochen werden muß. Wie verhält man sich in der Frage der Gefährlichkeit einer Narkose dem Patienten gegenüber? Nie darf man den Fragesteller darüber in Zweifel lassen, daß jede Narkose gewisse Gefahren in sich birgt, und vor allem nicht darauf vergessen, bei Kindern bzw. unmündigen Personen die schriftliche Einwilligung der Eltern zur Narkose einzuholen.

Die Äthernarkose

Richtig vorbereitet kommt der Patient nun nicht in den Operationssaal, sondern in den Vorbereitungs- oder Narkoseraum. Es ist natürlich viel bequemer, den Kranken gleich direkt mit dem Bett in den Operationssaal zu führen und ihn dortselbst auf den Operationstisch richtig hinlegen zu lassen. Der Patient wird dem Chirurgen dafür wenig Dank wissen, abgesehen davon, daß es ein Unding ist, jemanden nicht narkotisiert in den Operationssaal zu bringen, wenn an einem zweiten Tisch operiert wird. Wir müssen uns in die Psyche des Patienten hineindenken, wenn er da plötzlich in den großen, hellen Operationsraum kommt, gefesselt wird, um sich vermummte Gestalten sieht und Instrumentengerassel hört. Ist es da verwunderlich, wenn er sich, mag er auch vernünftig sein, wie ein zur Schlachtbank geführtes Opfertier vorkommt? Das hat man längst eingesehen und narkotisiert außerhalb des Operationssaales an. Nur zu oft ist der Raum, in dem das geschieht, absolut ungeeignet. Ärzte, Diener, Schwestern laufen herum, es wird laut gesprochen, kurz, es ist viel zu unruhig. Es soll in dem Vorbereitungsraum außer dem Patienten, dem Arzt und einer Hilfsperson niemand sein. Der Kranke wird auf den fahrbaren Tisch, auf dem die Narkose begonnen werden soll, vom Bett übergehoben und mit einer Gurte knapp ober den Knien angebunden. Dabei muß der Arzt dem Patienten zur Beruhigung sagen, daß dies nicht geschieht, damit er bei Schmerzen nicht davonlaufen könne, sondern damit er in seinem Rausch — denn das sei ja die Narkose — nicht herunterfalle. Er werde ja gar nicht auf dem Tisch operiert. Die Arme kann der Patient neben sich oder auf die Brust legen, sie werden von der Hilfsperson leicht, kaum merkbar gehalten. Ängstlichen

Die Äthernarkose 23

Patienten, die sich dagegen sträuben, kann man sagen, daß der Puls gezählt werden müsse. Für Fälle, in denen kein Hilfspersonal zur Verfügung steht, eignen sich von Gersuny angegebene Röhren, die dem Patienten über die Arme gestülpt und angebunden werden, sehr gut. Bevor nun mit der Narkose begonnen wird, schaue man grundsätzlich noch einmal in den Mund, wenn auch Prothesen schon am Zimmer entfernt worden sind. Es ist diese Besichtigung viel besser, als wenn man den Patienten fragt: ,,Haben Sie falsche Zähne?" Erstens ist diese Frage nicht gerade diskret und in der Beziehung sind alle Leute ohne Unterschied sehr empfindlich, und zweitens werden auch Stiftzähne und Kronen, die uns nicht weiter interessieren, zu den falschen Zähnen gerechnet. Bei Kindern wiederum können wir Bonbons, die von den besorgten Eltern noch im letzten Moment zugesteckt werden, im Mund finden. Jede weitere Unterredung erübrigt somit der Augenschein. Noch ein zweites soll der Narkotiseur machen, ehe er beginnt, nämlich beiderseits den Puls in der Arteria temporalis und der Arteria maxillaris externa dort, wo diese den Ramus horicontalis der Mandibula kreuzt, tasten. Man prägt sich dabei die Frequenz und Qualität des Pulses ein und kann sich dabei unangenehme Augenblicke während der Narkose ersparen. Man muß wissen, daß der Puls an den einzelnen Arterien nicht immer gleich zu tasten ist. Mancher Narkotiseur wird, wenn er erst im kritischen Moment den Puls sucht und ihn dann nicht oder nur schwach findet, nervös und alarmiert den Operateur, obwohl gar kein Grund dazu vorhanden ist.

Dann beginnt die Narkose. Der Kranke wird aufgefordert, wie im Schlaf die Augen zu schließen (manche kneifen sonst krampfhaft die Augen zu). Dann legt man eine einfach zusammengelegte Kompresse über die Augen. Das bezweckt erstens die weiteren Vorgänge dem Patienten unsichtbar zu machen und zweitens ein In-die-Augentropfen der Narkoseflüssigkeit zu vermeiden. Ein solches kann, abgesehen davon, daß es äußerst schmerzhaft ist, starke Verätzungen der Cornea und Conjunctiva hervorrufen. Jetzt wird die Narkosemaske, und zwar die trockene — nicht, nachdem man erst einen Guß Äther in sie hineingeschüttet hat — vorgehalten, und zwar so, daß sie nur an der Nasenwurzel direkt aufliegt, am Kinn aber zirka zwei Finger breit entfernt ist. Dann erst beginnt man mit dem Auftropfen.

Nun pflegt es seit alten Zeiten vielerorts üblich zu sein, den Kranken zum Zählen aufzufordern. Der eine läßt von 1 hinauf, der andere von 100 herunter zählen; meist kann aber auf keine der beiden Arten ein wirklich ruhiges Atmen erzielt werden.

Andere wieder eröffnen ein belangloses Gespräch mit dem Patienten, um ihn so beim ruhigen Atmen zu erhalten, seine Aufmerksamkeit abzulenken und zu merken, wann er das Bewußtsein verliert. Wir sind von dieser Art, die Narkose zu beginnen, nicht sehr befriedigt und haben uns deshalb eine andere zurechtgelegt, mit der wir die besten Erfolge haben. Wir fordern den Patienten auf, ruhig zu atmen, wie wenn er einschlafen wollte, und bessern seine Atmung so lange aus, bis sie wirklich mäßig tief und gleichmäßig ist. Nie versäumen wir es, dem Patienten zu sagen, daß er nicht das mit Recht gefürchtete und den rücksichtslosen Narkotiseur verratende Erstickungsgefühl haben werde. Wie er glaubt, daß er zu wenig Luft bekomme, solle er es nur gleich sagen, wir würden dann sofort Erleichterung schaffen. Man glaubt nicht, was für eine wesentliche Beruhigung das für den Patienten darstellt, und vermeidet damit die gelegentlich vorkommenden Ringkämpfe mit dem Patienten, ehe er bewußtlos geworden ist. Aber nicht nur das, es kommt bei dieser einschleichenden Methode viel seltener zum reflektorischen Glottiskrampf und Schlucken, das beträchtliche Mengen äthergesättigten Speichels in den Magen befördert und so die besten Aussichten auf ein Erbrechen während oder nach der Narkose bringt. Wir geben nun zuerst alle zwei Sekunden einen Tropfen, damit sich der Patient an den Geruch gewöhnt. Wohlgemerkt, man tropft, und gießt nicht. Daß so oft gehörte Wort „aufschütten" kommt in der Terminologie der Narkose überhaupt nicht vor; denn **jede Narkose ist eine Tropfnarkose.** Eine Ausnahme von diesem Vorgehen bilden nur Narkosen an kleinen Kindern, die man nicht dazu überreden kann, gutwillig die unangenehmen Ätherdämpfe einzuatmen. Da tropft man gleich in rascher Folge und bringt so die Kleinen, durch die tiefen Inspirationsbewegungen beim Schreien noch unterstützt, über das erste unangenehme Stadium hinweg. Ausgezeichnet ist die Beigabe von einigen Tropfen Latschenöl (Ol. pini pumilionis) zum Äther, da es diesem den scharfen, kratzenden Geruch nimmt. Das wird von den Kranken sehr angenehm empfunden. Außerdem wirkt das Latschenöl sekretionseinschränkend, was bei der gegenteiligen Eigenschaft des Äthers sehr erwünscht ist.

Nun gibt es manche Patienten, die entweder aus eigener Erfahrung oder von Freunden belehrt wissen, daß man bei der Narkose zählen muß. Wir sagen solchen, daß es nicht notwendig sei, lassen sie aber ruhig zählen, wenn sie gerne wollen. Andere wollen genau wissen, ob sie durch den Mund oder durch die Nase atmen sollen. Wir antworten darauf auch: „Wie Sie wollen" und lassen es den Patienten machen, wie es ihm lieber ist. Nicht alle Ärzte tun das. Es gibt Anhänger der Nasen- und Anhänger der Mundatmung. Bei der Mundatmung streicht die beträchtlich abgekühlte, äthergeschwängerte Luft direkt in die Luftwege. Bei der Nasenatmung kommen die reizenden Ätherdämpfe auf die überaus sensiblen Trigenimusendigungen der Nasenschleimhaut. Beides ist schlecht. Da wir aber glauben, daß beide Nachteile gleich groß sind, überlassen wir die Wahl dem Patienten. Während wir nun langsam von 30 auf 60 gtt pro Minute steigern, senken wir, wenn der Kranke sich an den Äther gewöhnt hat, ebenfalls langsam die Maske auf das Kinn herab. Dabei reden wir den Patienten ruhig und freundlich zu, nur gleichmäßig weiterzuatmen

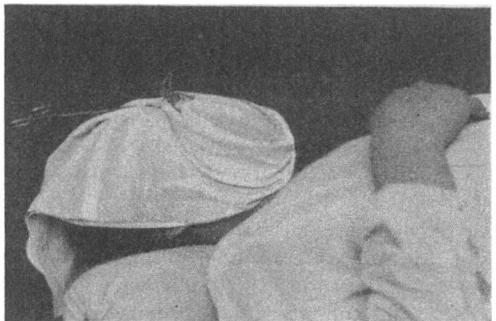

Abb. 8. Abdichtung der Maske

und sich vorzunehmen, bald einzuschlafen. Dann würden sie bald spüren, daß sie benommen werden und daß sie langsam einschlafen. Manche Ärzte haben die Gewohnheit, beim Beginn der Narkose einen Befehlston anzuschlagen. Das ist sicher schlecht, denn da bekommt der Patient nur Angst, aber nicht die nötige Ruhe. Manche Patienten haben eine heillose Furcht, operiert zu werden, bevor sie noch ganz narkotisiert sind. Wir versprechen ihnen, daß das nicht geschehen werde, und die Beruhigung ist da. Unter zeitweiligem Zureden steigern wir die Tropfenzahl auf 100 bis 120, das richtet sich darnach, wieviel der Patient verträgt. Jedenfalls darf er nie ein unangenehmes Gefühl haben. Klagt er über ein solches, dann brauchen wir nur für einen Augenblick die Maske zu lüften. Wenn wir glauben, daß der Patient schon bewußtlos ist, vergewissern wir uns durch kurze Fragen darüber. Ist es so weit, dann tropfen wir ruhig in der gleichen Art weiter. Ist es notwendig, den Patienten rasch in Vollnarkose zu bringen, so dichten wir jetzt die Maske rundherum mit einer Kompresse, die eine Kugelzange gut zusammenhält (Abb. 8), ab. Wir verhindern damit das Zuströmen nicht ätherdampfhaltiger Luft und erreichen so eine höhere Ätherkonzentration in der Inspirationsluft. Wir möchten dieses Verfahren aber nicht als das Ideal hinstellen. Es kommt infolge des Luftabschlusses immer zu einer stärkeren Durchfeuchtung des Narkosekorbes durch die Exspirationsluft und die immer erhöhte Transpiration der Haut. Die Luftzufuhr ist mangelhaft und es wird die Äthernarkose durch eine CO_2-Anreicherung des Blutes unterstützt. Wir haben da einen Übergang der Äthertropfnarkose in die Sticknarkose. Haben wir also Zeit, so tropfen wir lieber in rascher (bis zu 200 bis 250 gtt pro Minute) Tropfenfolge über die ganze Maske verteilt auf. Je rascher wir tropfen, desto mehr müssen wir darauf achten, daß wir die ganze Maske beschicken. Es kommt sonst leicht durch Unterkühlung zum Frieren des Äthers und wir sehen Kristalle auf der Maske aufschießen. Das ist aber schlecht. Denn erstens geht ein großer Teil des Äthers durch die langsame Abdunstung verloren und zweitens wird die Inspirationsluft noch stärker abgekühlt (Gefahr der Pneumonie).

In diesen Abschnitt der Narkose fällt das **Exzitationsstadium**. Es kommt da zu mehr oder minder stark ausgeprägter motorischer Unruhe, Herumschlagen, Schreien, Singen, Lachen, Pressen, manchmal zum Glottisschluß. Während der Exzitation muß man sehr achtgeben, daß bei den Bewegungen kein Narkoticum in die Augen tropft. Alkoholiker sind berüchtigt wegen ihrer starken Exzitation und auch nervöse, ängstliche Personen zeigen sie in erhöhtem Maße. Wir können sagen, je ruhiger und entschlossener jemand zur Narkose kommt, je weniger Angst er vor ihr hat, desto geringer ist die Exzitation. Daher auch der große Wert des vor der Operation gereichten Morphins. Da die meisten in der Exzitation unbewußt Abwehrbewegungen machen, sich die Maske herunterreißen, aufstehen, davonlaufen wollen, so müssen sie gehalten werden, aber nur so fest, daß sie keinen Unfug anrichten können, nicht aber, daß sie wie mit Eisenklammern gefesselt sind. Das vermehrt nur den Widerstand und verlängert die Exzitation. Außerdem kann es dabei sogar zu Frakturen kommen.

Langsam beruhigen sich die Narkotisierten und gleiten allmählich in den tiefen Schlaf der Vollnarkose hinüber. Die Atemzüge werden regelmäßig und ruhig und die Patienten bieten das Bild eines ruhig Schlafenden. Jetzt kommt die Zeit, in der der

Narkotiseur seine ganze Aufmerksamkeit der Narkose zuwenden muß, denn jetzt kommen wir in das Stadium der tiefen Narkose oder der Toleranz, aus dem wir bei Überdosierung leicht in das Stadium der Asphyxie kommen können. Nicht gleich nach Beruhigung der Atmung ist der Patient tief narkotisiert. Wir müssen noch eine Weile im oben angegebenen Tempo weitertropfen, ehe wir so weit sind. Wir prüfen das, indem wir die Arme heben und die Lider spreizen, um zu sehen, ob noch eine Muskelspannung besteht. Ganz zuletzt kann man den Cornealreflex, der ja sehr fein ist, prüfen. Notwendig ist es aber nicht, denn man kann auch aus den anderen Proben sehen, ob die Narkose tief ist. Auf jeden Fall ist es schlecht, alle zwei bis drei Minuten den Cornealreflex zu prüfen, wie man es häufig bei ungeübten und nervösen Narkotiseuren sieht, denn es ist nicht nur überflüssig, sondern auch gefährlich. Ist ja die Hornhaut ganz und gar nicht auf so grobe Berührungen geeicht. Und wie leicht haftet an den Fingern des Narkotiseurs etwas Äther oder gar Chloroform, so daß zu der mechanischen noch die chemische Läsion kommt, ganz abgesehen von groben Verletzungen mit dem Nagel. Daher weg mit der Hand vom Bulbus!

Atmet nun der Patient ruhig und gleichmäßig, fällt die erhobene Hand wie leblos herunter und spürt man bei Bewegungen des Armes keinen Widerstand, werden die Lider beim passiven Öffnen nicht mehr zusammengekniffen, dann ist die Narkose tief, und zwar so tief, daß der Operateur beginnen kann.

In der Ära der Chloroformnarkose war das Verhalten der Pupillen das wichtigste Zeichen zur Beurteilung der Narkosetiefe. Waren die Pupillen maximal verengt und reaktionslos oder eben noch reagierend, so zeigte das die tiefe Narkose an. Leider können wir dieses einfache Hilfsmittel heute kaum mehr verwerten; denn erstens reagieren die Pupillen auf alle anderen Narkotica, wie Äther und Chloräthyl nicht so gleichmäßig und zweitens verwischen die vor der Operation gegebenen Injektionen das Bild. Das Morphium bewirkt eine Miosis, das Atropin eine Mydriasis und je nach dem Überwiegen des einen oder des anderen stellen sich die Pupillen ein.

Geblieben ist indes, daß die maximal erweiterte reflexlose Pupille bei erloschenem Cornealreflex das Zeichen größter Gefahr ist. Bei einer aufmerksam geleiteten Narkose werden wir aber nie Gelegenheit haben, dieses Bild zu sehen.

Bevor wir in der Besprechung der Narkose jetzt weiter gehen, müssen wir noch einige Worte über den Puls am Anfang der Narkose und über das Waschen des Patienten sagen.

Die Äthernarkose

Eingangs haben wir erwähnt, daß man schon vor der Operation den Puls in der Temporalis und Maxillaris externa beiderseits tasten soll. Es geschieht das deshalb, damit wir uns ein Urteil darüber bilden können, ob sich der Puls während der Narkose verschlechtert hat oder nicht. Denn nicht nur die absolute, sondern auch die relative Qualität des Pulses zu fühlen ist maßgebend. Bei einem Menschen spürt man den Puls der Maxillaris externa besser, bei einem anderen den der Temporalis. Jedenfalls muß man aber beiderseits suchen. Denn es kann sein, daß wir bei Patienten, bei denen wir den zurücksinkenden Unterkiefer vorhalten müssen, auf eine Seite angewiesen sind. Die Palpation des Pulses an der Radialis ist ja bei den meisten Operationen unmöglich. Ganz falsch ist es, den Puls an der Carotis zu kontrollieren. Dieses Gefäß ist viel zu mächtig, um irgend welche Unterschiede in der Qualität erkennen zu lassen. Und tastet man in der Carotis nicht mehr einwandfrei den Puls, dann ist es wohl meist schon zu spät. Außer der Qualität prüfen wir auch die Frequenz. Meist ändert sich an ihr vor und während der Narkose nicht viel, wenn es auch gewöhnlich zu einer leichten Beschleunigung kommt. Anders ist es bei einem stark ausgeprägten Exzitationsstadium. Da finden wir eine beträchtliche Erhöhung der Frequenz, die natürlich gänzlich belanglos ist. Anderseits kann es bei aufgeregten Patienten, die vor der Operation eine nervöse Tachycardie hatten, zu einer Herabsetzung der Pulszahl kommen. Und noch etwas müssen wir erwähnen. Während der Exzitation verschwindet oft der Puls unter unseren Fingern. Dieses Verschwinden ist meist nur scheinbar. In Wirklichkeit kommt das daher, daß die Gefäße, die in Muskelfächern laufen, durch die mächtig gespannten Muskelbündel überdeckt werden. Es ist das natürlich etwas ganz gleichgültiges. Mit dem Nachlassen der tetanischen Muskelkontraktion erscheint auch wieder der Puls. In seltenen Fällen kann es durch das überaus starke Spannen vorübergehend zu starker Verlangsamung, ja zum tatsächlichen Aufhören des Pulses kommen.

Während der Patient im Vorbereitungsraum liegt und zu narkotisieren ist, wird er auch gewöhnlich gewaschen. Da ist es nun ganz verwerflich, wenn mit dem Waschen und der Narkose gleichzeitig begonnen wird. Es ist für den Kranken unangenehm und macht ihn ängstlich, weil er selbstverständlich denkt, daß sich an das Waschen gleich die Operation anschließen werde, zu einer Zeit, da er noch alles spürt. Die Unruhe, in die der Patient so versetzt wird, macht ein Hineinkommen in die tiefe Narkose viel schwieriger, da er statt ruhig zu atmen, immer nur darauf wartet, wann das schmerzende Messer angesetzt werde. Daraus ergibt sich, daß man die Waschung entweder vor der Narkose oder nach Überwindung des Exzitationsstadiums vornehmen soll. Letzteres ist das Beste. Denn wäscht man vorher, so ist die Möglichkeit gegeben, daß sich die sterilen Tücher bei den Bewegungen in der Exzitation verschieben und so die Asepsis gefährdet wird. In der Gynäkologie wird sowieso immer erst am Operationstisch gewaschen. Haben wir die tiefe Narkose erreicht — was wir an den oben beschriebenen Zeichen erkennen — dann kann der Operateur beginnen. Aber nie früher. Und da darf sich der Narkotiseur auch durch den ungeduldigsten Operateur nicht beirren lassen. Ein erfahrener Chirurg wird auch nie drängen, denn er weiß, daß sich jede Minute, die er zu früh anfängt, an ihm selbst rächt, da sich das Operieren infolge des Pressens und Spannens dann viel schwieriger gestaltet. Es kostet viel Mühe und noch mehr Äther, solche Patienten in tiefe Narkose zu bringen; ja wir können die ganze Operationsdauer damit zu kämpfen haben. So ist dieses vorzeitige Anfangen nicht nur von Übel für den Operateur und Narkotiseur, sondern auch für den Patienten; denn es zwingt uns, mehr Narkoticum zu geben als unbedingt nötig ist. Damit ist ihm sein Urteil gesprochen.

Es muß dem Narkotiseur möglich sein, den Gang der Operation zu überblicken. Auch muß er die Operation kennen, denn nur dann vermag er seine Narkose der Operation anzupassen und mit dem geringsten Quantum an Äther auszukommen. Diese Möglichkeit des Zusehens bei der Operation darf den Narkotiseur aber nie dazu verleiten, das als seine Hauptaufgabe zu betrachten und nur gelegentlich etwas Äther auf die Maske zu tropfen. Seine volle Aufmerksamkeit gehört dem Patienten. Mit Auge, Ohr und dem tastenden Finger muß er dessen Wohlergehen überwachen. Die Raschheit der Tropfenfolge hängt nun ganz von der Art der Operation ab. Normalerweise tropft man — bei den wohl häufigsten abdominellen Operationen — ständig weiter bis zur Eröffnung des Peritoneums. Sieht man beim Hautschnitt, daß der Patient noch zuckt, so bedeutet das, daß die Narkose noch ungenügend ist. Man hat dann bis zur Eröffnung des Peritoneums, des empfindlichsten Teiles, noch während der Blutstillung in der Subcutis Zeit, die Narkose zu verstärken. Bei richtiger Narkosetiefe muß nach Eröffnung des Peritoneums der Hand gestattet sein, ins Abdomen einzugehen, ohne daß es dabei zu Preßbewegungen kommt. Der weitere Verbrauch an Narkoticum richtet sich dann ganz nach der Art der Operation. Man müßte daher jede einzelne Operation beschreiben, was zu weit führen würde. Wir wollen nur ein paar ganz allgemeine Regeln angeben.

So empfindlich das Peritoneum parietale ist, so unempfindlich ist das viscerale und die Baucheingeweide überhaupt. Man könnte also theoretisch bis zum Schluß der Bauchdecken mit der Narkose fast aussetzen. Daß dem nicht so ist, liegt vor allem daran, daß bei jeder abdominellen Operation ein Zerren am Mesenterium des Darmes, oder bei Operationen an den parenchymatösen Organen, am Retroperitonealraum und Zwerchfell nicht vermieden werden kann. All diese genannten Gebilde sind vermöge ihrer Nachbarschaft und ihres Zusammenhanges mit den großen Ästen und Ganglien des autonomen Nervensystems äußerst empfindlich. Wir sehen deshalb, daß z. B. bei einer Magenresektion wegen eines Ulcus duodeni die Narkose bei der Mobilisierung der kleinen Kurvatur und des Duodenum tief sein muß, bei der folgenden Anastomose nur ganz oberflächlich zu sein braucht. Es ist während der Zeit der oberflächlichen Narkose nicht nötig, ständig aufzutropfen. Man kann ruhig ein bis zwei Minuten pausieren und dann wieder in mäßig rascher Tropfenfolge die ganze Maske mit Äther beschicken. Nie darf man aber Pausen machen und dann aufschütten. Es muß stets eine Tropfnarkose bleiben. Sieht der Narkotiseur, daß sich die Operation dem Ende nähert, so fängt er ungefähr fünf Minuten vor dem Verschluß des Peritoneum parietale wieder konstant und etwas rascher zu tropfen an. Wie rasch, das hängt von dem individuellen Narkosebedarf des Patienten ab. Jedenfalls soll der Operateur das Peritoneum ohne Spannung nähen können. Ist das geschehen, dann kann der Narkotiseur die Ätherflasche aus der Hand legen und die Maske entfernen. So wird der Patient, vorausgesetzt, daß er keine größeren Morphingaben bekommen hat, meist schon beim Überheben ins Bett auf Zuruf reagieren. Tut er das nicht, so muß der Narkotiseur so lange bei ihm bleiben, bis er sich vergewissert hat, daß der Patient reaktionsfähig ist. Dazu ist natürlich nicht notwendig, daß der Patient Rede und Antwort steht. Er muß nur soweit sein, daß ihm die Zunge nicht mehr zurückfallen oder er bei Erbrechen nicht mehr aspirieren kann. Es genügt also jede spontane Bewegung oder Reaktion auf Anruf. Bis zum vollständigen Erwachen soll allerdings noch immer eine Schwester in der Nähe sein. Zum Schluß soll noch betont werden, daß **grundsätzlich der Narkotiseur während der Narkose nicht wechseln soll**. Kennt doch der Übernehmende gar nicht die Reaktionsfähigkeit des Patienten auf das Narkoticum.

Wir haben bisher nur von Bauchoperationen gesprochen, weil sie die Mehrzahl aller größeren chirurgischen Eingriffe darstellen. Bei Operationen an anderen Körperteilen genügt gewöhnlich eine weniger tiefe Narkose. Eine Ausnahme macht davon nur die Genital- und Analregion. Man braucht z. B. bei der Entfernung von Hämorrhoiden eine im Vergleich zur Geringfügigkeit des Eingriffes unverhältnismäßige Tiefe der Narkose, was gerade da die Lokalanästhesie zur Methode der Wahl gemacht hat. Sehr tiefe Narkose erfordern wegen des Arbeitens im kleinen Becken alle größeren gynäkologischen Laparotomien, besonders die erweiterte Radikaloperation des Kollumkarzinoms. Umgekehrt kommt man bei Schädeloperationen mit einer ziemlich oberflächlichen Narkose aus, trotzdem vorher kein Morphin gegeben wird. Es tritt eben da zu der Narkose noch die Schockwirkung durch den Eingriff selbst hinzu.

Bei Kleinhirnoperationen, wie überhaupt in allen Fällen, in denen man bei abwärts schauendem Gesicht des Patienten narkotisieren muß, hat sich ein kleiner Glastrichter, an dem ein dünner, zirka 10 cm langer, in ein kurzes Glasröhrchen übergehender Gummischlauch befestigt ist, sehr bewährt. Mit ihm ist es möglich, ohne Abheben ständig Narkoticum auf die Innenseite der Maske zu tropfen.

Die Chloroformmischnarkose

Reine Chloroformnarkosen werden heutzutage bei der anerkannten Überlegenheit des Äthers wohl selten mehr angewendet. Dagegen hat sich die Äther-Chloroformmischung noch immer ihre Daseinsberechtigung gewahrt.

Der einzige Nachteil nämlich, den man dem Äther nachsagen kann, ist der, daß man schwer zu narkotisierende Patienten, also Potatoren, nicht (was meist nicht stimmt) oder nur mit sehr großen Mengen an Äther in tiefe Narkose bringt. Da wir aber wissen, daß der Äther, in ganz großen Mengen gegeben, ähnliche Schäden wie das Chloroform setzt, so ist in einem solchen Fall gegen eine Mischnarkose nichts einzuwenden. Meist ist es nur notwendig, sie zur Unterstützung einer Äthernarkose heranzuziehen. Die Narkose selbst vollzieht sich genau so wie eine Äthernarkose, nur daß entsprechend der größeren Wirksamkeit des Chloroforms weniger gegeben wird. Auch ist das Abdichten der Maske hier streng zu vermeiden. Ist schon beim Äther das Aufschütten statt Auftropfen nicht erlaubt, so kann es bei der Mischnarkose das

Leben des Patienten bedrohen. Bei der Äthernarkose kommt es durch Überdosierung immer zur Asphyxie, zuerst leidet die Atmung, dann erst das Herz. Bei zu reichlicher Zufuhr von Chloroform kann es aber durch Speicherung des Narkoticum im Parenchym des Herzmuskels zu einer akuten Schädigung des Herzens und zum primären Herztod kommen. Der tödliche Ausgang ist ja glücklicherweise sehr selten, häufiger sieht man eine mehr oder minder schwere Synkope. Gewöhnlich kommt es allerdings auch beim Chloroform zuerst zur Asphyxie; also zum Blauwerden des Patienten. Entsprechend der Gefährlichkeit des Chloroforms für das Herz müssen wir viel genauer den Puls kontrollieren, als bei der Äthernarkose. Besondere Arbeitsleistung erfordert das nicht, da wir ja normalerweise immer eine Hand an der Temporalis oder Maxillaris externa haben.

Der Ätherrausch

Eine in der kleinen Chirurgie sehr beliebte und jetzt nur durch das Chloräthyl in den Hintergrund gedrängte Narkose ist der Ätherrausch. Es wird dabei nur bis in das erste analgetische, also vor der Exzitation gelegene Stadium narkotisiert. Um zu wissen, wann das Stadium analgeticum oder wann die völlige Entspannung eintritt, ist es zweckmäßig, den Patienten einen Arm hochheben zu lassen. Der Kranke atmet ruhig und gleichmäßig, wie bei der Äthernarkose. Das Stadium analgeticum kennzeichnet sich durch ein Wanken des Armes, die Entspannung durch das schlaffe Herabsinken. Das Erwachen aus dem Ätherrausch ist ein entsprechend rasches. Auch bei ihm wird getropft und nicht, wie manche meinen, geschüttet. Die Technik ist also genau dieselbe wie bei einer gewöhnlichen Äthernarkose.

Der Chloräthylrausch

So gut die Äthernarkose ist, sie hat doch einen großen Nachteil. Es dauert mindestens fünf bis zehn Minuten, bis der Patient narkotisiert ist. Und ebenso dauert es eine gewisse, gar nicht so geringe Zeit, bis sich der Operierte auch von der kürzesten Narkose erholt hat. Diese Übelstände vermeidet das Chloräthyl. Es wird vermöge seiner Flüchtigkeit, die bedeutend größer ist als die des Äthers, viel rascher von der Lunge absorbiert, aber ebenso rasch wieder ausgeschieden. Das Anwendungsgebiet des Chloräthyls sind die ganz kurzdauernden Anästhesien, also die kleine und Unfallschirurgie. Für längere Narkosen eignet es sich nicht, da es in größeren Mengen verabreicht, nicht ungefährlich ist und es leicht zu einer plötzlichen Synkope kommen kann. Seine Anwendungsart ist höchst einfach. Man narkotisiert nicht mit Maske, sondern nur mit einer zirka achtfach zusammengelegten und auf das Gesicht gebreiteten Gaze, und zwar deshalb, weil bei den gewöhnlichen Masken infolge der großen Flüchtigkeit ein Großteil abdunstet. Auf Nase und Lippen ist vorher etwas Vaseline aufzutragen, da es oft zu Schneebildung auf der Gaze und dabei auch zu Gefrierungen des Gesichtes kommen kann. Das Chloräthyl wird auch heute noch, obwohl es meist zur Narkose und nur selten zum Vereisen benützt wird, in Flaschen geliefert, die nur eine Sprayvorrichtung haben. Nur wenige Fabriken geben einen eigenen Tropfverschluß. Man darf nun bei der gewöhnlichen Art den Verschlußhebel nur so wenig lüften, daß der Chloräthylstrahl gegen ihn spritzt und von ihm abtropft. Nie darf auf die Gaze gesprayt werden. Will man mit der Narkose beginnen, so tropft man ziemlich rasch (zirka 3 gtt pro Sekunde) auf die Mund- und Nasengegend. Ist das Stadium analgeticum erreicht, welches man an den früher (siehe Ätherrausch) geschilderten Zeichen erkennt, dann muß man sofort zu tropfen aufhören und nur bei längerer Dauer des Eingriffes langsam damit fortfahren. Gibt man zuviel, so fängt der Patient zu exzitieren an und der ganze Erfolg des Chloräthylrausches ist vereitelt. Hört der Patient während des Auftropfens plötzlich zu atmen auf, so nimmt man sofort die Gaze weg und fährt erst bei Wiedereinsetzen der Atmung mit dem Tropfen fort. Man mache es sich zum Prinzip, einen Chloräthylrausch nie auf länger als zirka drei Minuten auszudehnen; es könnte sonst zu einer Asphyxie kommen. Dauert der Eingriff länger, dann setze man mit Äther fort. Ist die Operation beendet, so ist der Patient auch in wenigen Sekunden wach. Wohl sind die meisten noch eine Zeitlang benommen und erbrechen manchmal, doch kann man sie ruhig sich selbst überlassen. Gefahr ist keine mehr vorhanden. Wer einmal die Vorzüge des Chloräthyls in der kleinen Chirurgie gesehen, wird es nicht mehr missen wollen. Seine Gefahren sind bei richtiger Anwendung auch nicht größer als die des Äthers.

Manche verwenden Chloräthyl zu Beginn jeder Äther- oder Mischnarkose, um dem Patienten das erste unangenehme Stadium, in dem das Bewußtsein noch erhalten ist, abzukürzen. Wir tun dies nur in Ausnahmsfällen, z. B. bei hochgradig nervösen Patienten, und zwar deshalb, weil man nicht selten nach Chloräthyl ein verlängertes, unangenehmes Exzitationsstadium — in dem man ja schon mit Äther narkotisiert — sieht.

Wir wollen hier noch drei Narkosearten anschließen, die zwar für den Arzt in der Praxis nicht in Betracht kommen, die aber jeder in einem Spital tätige Narkotiseur beherrschen muß. Das sind:
1. Die Narkose mit dem Roth-Drägerschen Apparat.
2. Die Überdrucknarkose.
3. Die Narkose mit dem Junkerschen Apparat.

Der Roth-Dräger-Apparat

Er besteht im Prinzip darin, daß das Narkoticum, in einen Sauerstoffstrom getropft, verdunstet und mit Schlauch und Maske dem Patienten zugeleitet wird. Die Tropfenzahl des Narkoticum und der Druck des Sauerstoffstromes ist genau regulierbar.

Wenn wir nach den Vorteilen des Apparates fragen, so müssen wir sagen, daß er solche bei gewöhnlicher Äther- oder Mischnarkose kaum bietet. Wohl sind die Mengen an Narkoticum, die man braucht, geringer; aber nicht deshalb, weil man bei dieser Methode mit geringeren Mengen narkotisieren kann, sondern weil der große Verlust durch Abdunsten, wie es bei der gewöhnlichen Narkose vorkommt, vermieden wird. Dieser ökonomische Vorteil wird aber durch den Verbrauch an Sauerstoff wieder aufgehoben. Bequemer für den Narkotiseur ist die Methode auch nicht, da er wohl des mühsamen Auftropfens enthoben ist, dafür aber, wenn er ebenso fein individualisierend dosieren will, ständig die Tropfenzahl regulieren muß. Angenehm ist, daß man das Atmen des Patienten an dem Geräusch des Ansatzventils kontrollieren kann. So überflüssig also mehr oder minder der Apparat zur Durchführung einer gewöhnlichen Narkose ist, so notwendig brauchen wir ihn zur Durchführung einer Überdrucknarkose.

Die Überdrucknarkose

Bei jeder Operation, bei der der Pleuraraum eröffnet wird, brauchen wir eine Narkose, die das Luft-Narkoticumgemisch mit einem solchen Druck in die Luftwege preßt, daß die Lunge trotz offener Pleurahöhle nicht kollabieren kann. Die Narkose muß allerdings in gewöhnlicher Weise begonnen werden, da der noch nicht bewußtlose Patient den Überdruck nicht aushält. Es gibt hiezu eine Reihe von Apparaten, von denen wir nur den Roth-Drägerschen erwähnen wollen, der mit einem einfachen Handgriff von der gewöhnlichen Narkose auf Überdruck umgestellt werden kann. Wir brauchen dabei eine Maske, die Mund und Nase hermetisch abschließt. Bei der Überdrucknarkose wird nun der mit Narkoticum geschwängerte Sauerstoffstrom mit solchem Druck eingeblasen, daß die Lunge die gleiche Ausdehnung erreicht wie bei geschlossener Pleura. Das Maß des Druckes muß der Operateur angeben, denn es darf die Lunge weder zusammenfallen (Gefahr der Verdrängung des Mediastinum), noch zu stark ausgedehnt werden (Gefahr der Zerreißung von Lungengewebe). Die Technik der Überdrucknarkose ist schwierig und mühsam. Die durch die Nähe des Operationsfeldes bedingte Einschränkung der Bewegungsfreiheit, die Aufmerksamkeit und Kraft, die der Narkotiseur darauf verwenden muß, daß die Maske ja gut abschließt, der Lärm, den der unter beträchtlichem Druck aus der Bombe austretende Sauerstoff macht, erschweren die Beobachtung des Kranken beträchtlich.

Der Junker-Apparat

Das Wesen des Junkerschen Apparates besteht darin, daß mit einem Gummigebläse Luft durch das Narkoticum getrieben wird, und so ein mit diesem geschwängerter Luftstrom dem Patienten zugeführt wird. Aber nicht aus diesem Grunde wollen wir den Apparat hier anführen, sondern deshalb, weil es mit ihm möglich ist, eine Intubationsnarkose (aber nicht im strengen Sinne, weil bei einer solchen das Narkoticum-Luftgemisch direkt in die Trachea eingeblasen wird) durchzuführen. Bei Operationen im Gesicht können wir nicht nach der gewöhnlichen Tropfmethode narkotisieren. An den Junkerschen Apparat können wir aber eine Kanüle ansetzen und mit ihr das Luft-Narkoticumgemisch durch den Mund in den Rachenraum bringen, von wo es mit jedem Atemzug eingeatmet wird. Bis zum Beginn der Operation narkotisiert man natürlich mit einer gewöhnlichen Maske. Im Junker-Apparat verwendet man ihrer größeren Wirksamkeit halber gewöhnlich eine Chloroformmischung. Auf eines muß man bei der Narkose mit dem Junker-Apparat ängstlich achten, daß nämlich das Fläschchen immer so gehalten wird, daß ja keine Narkoseflüssigkeit in den Pharynx des Patienten gepumpt werden kann. Die Folgen in tiefer Narkose wären furchtbare.

Narkosezwischenfälle

Wer hätte nicht schon von ihnen gehört und welchem jungen Narkotiseur wäre nicht schon das Schreckgespenst der Asphyxie und des Herzstillstandes bei seinen ersten Narkosen dräuend vor Augen gestanden? Zur Beruhigung können wir sagen, daß ernste Zwischenfälle bei einem geschulten Narkotiseur sehr selten sind und meist nur bei Narkosen an Menschen mit abnormalen Konstitutionstypen vorkommen. Aber immerhin, es gibt genug Fälle, die dem ungeschulten Narkotiseur den Schweiß auf die Stirne treiben. Als häufigste und wichtigste Gruppe der Zwischenfälle nennen wir die Atemstörungen (Asphyxien).

Asphyxie

Unter Asphyxie versteht man die lebensbedrohende Sauerstoffverarmung bzw. CO_2-Überladung des Blutes. Sie kann bei der Narkose zweierlei Ursachen haben:

1. Kann der Zutritt des Sauerstoffes zur Lunge irgendwie behindert sein, periphere Asphyxie.

2. Kann es durch eine primäre Lähmung des Atemzentrums zu einer mangelnden Arterialisierung des Blutes kommen, zentrale Asphyxie.

Sekundär kommt ohne rettendes Eingreifen eine Lähmung des Atemzentrums allerdings auch bei peripherer Asphyxie zustande. Nur ist es da die übermäßige CO_2-Spannung des Blutes die sie herbeiführt, während es bei der zentralen Asphyxie eine Vergiftung mit dem Narkoticum ist.

So ernst in einzelnen Fällen die Asphyxie ist, so müssen wir sie doch eine wohltätige Einrichtung der Natur nennen, denn sie ist uns eine rechtzeitige Warnung, mit der Zufuhr weiteren Narkoticums auszusetzen. Eine gleich zu Beginn bemerkte Asphyxie wird selten gefährlich werden.

Etwas anderes ist es, wenn zur Asphyxie, weil sie nicht rechtzeitig bemerkt wurde, eine Verschlechterung des Pulses kommt.

Die drohende Asphyxie erkennt man an der immer oberflächlicher, krampfhafter, seltener werdenden Atmung und an der zunehmenden Zyanose des Gesichtes. In schweren Fällen von zentraler Asphyxie tritt allerdings manchmal eine Blässe des Gesichtes auf. Wenn man — und das ist bei der Äthernarkose ja die Hauptsache — auf die Atmung achtet und von Zeit zu Zeit einen Blick auf das Gesicht des Narkotisierten wirft, so wird es nie zur Asphyxie kommen.

Periphere Asphyxie

Wenn wir von außen nach innen vorgehen, so finden wir dabei als Ursache:
1. Ansaugen der Lippen und Nasenflügel;
2. das Zurücksinken der Zunge;
3. Verlegung des Kehlkopfeinganges mit Schleim.

1. Das Ansaugen der Lippen und Nasenflügel, wovon jenes nur bei zahnlosen Kiefern möglich ist, kommt ziemlich selten vor, wird aber gerade deshalb leicht verkannt und übersehen und der Patient mit allen möglichen, nutzlosen Manövern gequält. Ein Blick auf den Patienten klärt uns über diese Art der Asphyxie auf. Wir haben nur nötig, die Lippen auseinanderzuhalten oder die Nasenspitze in die Höhe zu drücken, um sie wirksam zu bekämpfen.

2. Das Zurücksinken der Zunge ist die häufigste Ursache der peripher verursachten Asphyxie. Es senkt sich bei dem liegenden Patienten infolge der Erschlaffung der Muskulatur in tiefer Narkose der Unterkiefer und die Zunge, dem Gesetz der Schwere folgend, auf die hintere Rachenwand und behindert so den Luftzutritt. Zuerst kommt es zu schlürfenden, schnarchenden Atemgeräuschen. Später kann es zu einer vollkommenen Unterbrechung der Atmung dadurch kommen, daß der Zungengrund wie der Stempel einer Spritze immer tiefer und tiefer gesaugt wird, ohne bei der Exspiration wieder zurückzugehen. Es kommt dadurch auch zu einem Niederdrücken der Epiglottis, was den Luftzutritt zur Lunge noch mehr erschwert. Sich selbst überlassene Kranke gehen in einem solchen Fall an Ersticken zugrunde. Daß die Zunge so weit rückwärts sinken kann, ist die Folge der Herabsetzung ihres Tonus. Und meist finden wir auch die Gesichtsmuskulatur erschlafft. Das sind noch die leichteren Fälle. Unangenehm wird es, wenn wohl die Zunge so schlaff wird, daß sie zurückfällt, die Masseteren jedoch krampfhaft kontrahiert sind. Die Abhilfe besteht in beiden Fällen darin, die Zunge vorzubringen und so die Luftwege frei zu bekommen. Wie macht man dies nun? Die beste und altbekannte Methode ist der Heibergsche Handgriff. Man legt, wie die Abb. 9 zeigt, vier Finger jeder Hand von hinten und unten beiderseits an den Ramus mandibulae und drückt mit den auf das Corpus mandibulae in der Nähe des Kinns von oben aufgesetzten Daumen den Unterkiefer so weit abwärts, daß er an der Zahnreihe des Oberkiefers vorbei vorgeschoben werden kann. Sofort wird eine erleichterte, geräuschlose ruhige Atmung eintreten. Bei Spannung der

Masseteren erfordert das Auseinanderbringen der Kiefer oft eine beträchtliche Kraftanstrengung. Wenn der Kiefer nach vorne gebracht ist, genügt meist eine Hand, ihn in dieser Stellung zu

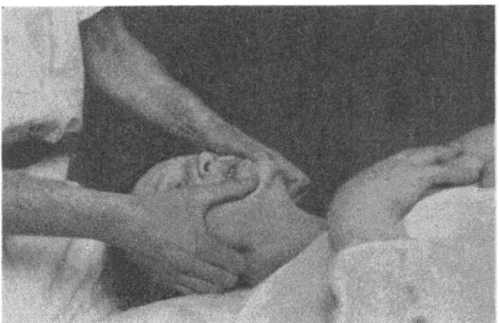

Abb. 9. Heibergscher Handgriff

erhalten. Man legt (siehe Abb. 10) den Daumen auf die Stirn, die drei letzten Finger unter den Kieferwinkel, den Zeigefinger auf die Maske und erhält so diese und den Kiefer in seiner Lage. Bei vollkommener Muskelerschlaffung genügt dieses einseitige Ma-

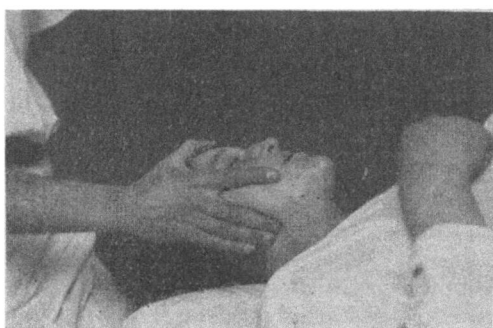

Abb. 10. Kieferhaltegriff

növer hie und da nicht, dann muß die andere Hand das gleich tun. Dies ist unangenehm, weil man ja weiter Narkoticum aufträufeln muß. Es bleibt dann nichts anderes übrig, als zeitweise den Kiefer etwas zurücksinken zu lassen. Oft genügt es, den vorgezogenen Unterkiefer durch leichte Unterstützung des Kinnes in richtiger Lage festzuhalten. Man hält den Unterkiefer nur dann vor, wenn es nötig ist, d. h. wenn die Atmung sonst behindert ist. Es gibt Narkotiseure, die jeden Unterkiefer vorhalten. Das ist natürlich zwecklos, und deshalb überzeugt man sich von Zeit zu Zeit, ob das Vorhalten noch notwendig ist.

Nun gibt es ganz schwere Fälle, bei denen die Zunge trotz vorgezogenen Unterkiefers noch immer ein Atemhindernis abgibt. Während wir bisher die Zunge indirekt von der hinteren Rachenwand entfernt haben, bleibt uns dann nichts übrig, als die Zunge selbst zu fassen und vorzuziehen. Das kann auf verschiedene Weise geschehen. Das schonendste ist, einen Stieltupfer über den Zungenrücken bis an den Zungenrand nach rückwärts zu rollen und dann durch eine Hebelbewegung, wobei die obere Zahnreihe und der eine Mundwinkel als Unterstützungspunkt dient, die Zunge nach vorn zu halten (Gontermann). Es erschwert aber das Aufsetzen der Maske und legt eine Hand in Beschlag. Das gebräuchlichste ist das Fassen der Zunge mit der Kugelzange. Da kommt es nun ganz darauf an, wie man die Zunge faßt. Man darf nicht in der Aufregung gerade die Zungenspitze erwischen und sie jetzt durch die zusammenpressenden Kiefer vorziehen. Dabei kann es einem leicht geschehen, daß die Zunge ausreißt und es zu unangenehmen Blutungen kommt. Am besten ist es, wenn man bei ordentlich geöffnetem Mund gut zwei Finger breit hinter der Zungenspitze rein seitlich oder median die Kugelzange einsetzt. Dann kann man einen ausgiebigen sicheren Zug ausüben. Gewöhnlich genügt es dann, die Zange seitlich herunterhängen zu lassen; sie verhindert durch ihr Gewicht ein neuerliches Zurückgleiten der Zunge. Die Wunden, die man dabei setzt, sind ganz unbedeutend, fast nie kommt es zu einer Blutung und nur sehr selten zu später auftretenden Beschwerden durch entzündliche Schwellung an den Stichstellen. Viel unangenehmer für den Patienten sind die scheinbar so schonenden Zungenzangen, die die Zunge nur zwischen ihre Blätter quetschen. Nach ihrer Anwendung hört man die Patienten oft über Schmerzen und unangenehmes „pamstiges" Gefühl in der Zunge klagen. Wenn die Kiefer so fest aneinandergepreßt sind, daß sie das Einführen der Kugelzange unmöglich machen, ist man genötigt, sie mit einem Kieferöffner voneinander zu trennen. Man muß dabei aber sehr vorsichtig zu Werke gehen und die beiden Branchen mit Gaze umwickeln, um ein Abbrechen von Zähnen und ein Abgleiten zu vermeiden.

3. Die letzte periphere Atemstörung bilden im Rachen angesammelte große Schleimmengen oder Erbrochenes. Letzteres

sammelt sich selten in so großen Mengen im Rachen an, daß es die Atmung behindert; denn meist werden durch den Brechakt und durch reflektorisches Husten die Massen herausbefördert oder aber verschluckt. Große Schleimansammlungen finden wir wiederum nur bei unvorbereiteten Narkosen, vor welchen kein Atropin gegeben wurde, oder bei Kindern, denen man solches grundsätzlich nicht gibt. Man kann sich dagegen auf verschiedene Weise helfen. Erstens kann man den Kopf so tief lagern, daß der Nasenteil des Pharynx der tiefste Punkt ist, dann fließt der Schleim durch die Nase ab. Zweitens entfernt man mit einer krummen, tupferbewehrten Kornzange den Schleim. Dabei muß man besonders darauf achten, daß immer nur ein Tupfer sicher und gut befestigt in die sperrbare Kornzange eingeklemmt ist, da sonst ein Tupfer unbemerkt im Rachen zurückbleiben könnte und man so dem Kranken statt ein Hindernis zu beseitigen, ein zweites hinzugefügt hätte. Schließlich, und das ist das beste, saugt man mit der Speichelpumpe den Schleim ab. Selten ist übrigens die Schleimansammlung so groß, daß sie ernstlich die Atmung behindert. Meist ist es nur die Furcht vor der Aspirationspneumonie, die uns den Schleim entfernen läßt.

Zentrale Asphyxie

Sie entsteht durch eine Lähmung des Atemzentrums infolge Überdosierung des Narkosemittels. Daraus ergibt sich die einfache Folgerung, daß die erste Reflexhandlung des Narkotiseurs, wenn er erkannt hat, daß es sich um eine zentrale Asphyxie handelt, das Entfernen der Maske ist. Handelt es sich doch darum, möglichst rasch das „Zuviel" des Narkosemittels durch die Lungen zu entfernen. Und da tritt wieder der Vorteil des Äthers klar zutage. Infolge seiner größeren Flüchtigkeit wird er viel rascher ausgeschieden als das Chloroform, d. h. der Patient wird sich viel rascher aus seiner Asphyxie erholen. Man erkennt die zentrale Asphyxie ebenfalls am Blau- oder aber am Blaßwerden des Gesichtes und der schlecht werdenden Atmung, wobei aber im Gegensatz zur peripheren die Luft ungehindert in die Luftwege einstreichen kann.

Besonders heimtückisch ist die Chloroformasphyxie. Wohl entwickelt sie sich oft genau so wie beim Äther. Dann gibt es aber Fälle, die davon grundverschieden sind, wo der Kranke ohne irgend welche alarmierende Erscheinungen plötzlich zu atmen aufhört. Meist ereignen sich diese Fälle zu Beginn der Narkose bei Leuten, die Hypoplasten sind, oder vor der Narkose sehr

Zentrale Asphyxie

ängstlich waren. Der Puls ist meist recht gut, das Gesicht gut gefärbt. In ernsteren Fällen ist der Puls klein, das Gesicht blaß, es besteht gewöhnlich keine abnorme Weite der Pupillen.

Noch einer „Pseudoasphyxie" müssen wir hier gedenken, die manchmal zu Beginn der Narkose infolge des heftigen Spannens des Patienten auftritt. Durch die langdauernde tonische Spannung der Atemmuskulatur kommt es natürlich auch zur Zyanose. Wir müssen nur wissen, daß diese „Asphyxie" ganz harmlos ist, da ja bald wieder die Spontanatmung in Gang kommt und daß wir mit dem Auftropfen fast aufhören, bis die Atmung wieder eintritt. Geben wir nämlich den Äther unvermindert weiter, so geht erstens ein Großteil durch Verdunsten nutzlos verloren und zweitens erhält der Patient beim ersten, immer sehr tiefen Atemzug ein so konzentriertes Äthergemenge zum Einatmen, daß er gleich wieder einen reflektorischen Glottisschluß bekommt.

Wie bekämpft man nun die zentrale Asphyxie? Das Gegenmittel ist die künstliche Atmung. Ihre beste Methode ist die altbekannte nach Sylvester. Für einen Arzt ist sie sehr bald ermüdend, daher ist es bei länger dauernden Wiederbelebungsversuchen besser, wenn jeden Arm eine eigene Person übernimmt. Es soll die Inspirationsbewegung rasch, die Exspirationsbewegung langsam gemacht werden. Ist man gezwungen, längere Zeit allein die künstliche Atmung durchzuführen — das kommt hauptsächlich für den praktischen Arzt in Betracht — so wird man froh sein, mit anderen Methoden abwechseln zu können, sei es die rhythmische Kompression des Thorax nach König oder das Heben des Rippenbogens mit den eingehakten Fingern nach Schüller. Immer muß man natürlich darauf achten, daß die Luftwege frei sind. Hat man Sauerstoff zur Verfügung, so nimmt man ihn gerne als unterstützendes Mittel. Bei jeder künstlichen Atmung ist darauf zu achten, daß die Asepsis nicht leidet. Nur zu leicht kann in der Aufregung, die meist in solchen Momenten herrscht, darauf vergessen werden. Führt die Wiederbelebung nicht bald zu dem gewünschten Erfolg, kommt es zu keinen spontanen Inspirationsbewegungen, so ist Lobelin 0,003 bis 0,01 subkutan oder intravenös ein ausgezeichnetes Stimulans für das Atemzentrum. Auch Hautreize in Form von Frottieren mit kalten nassen Tüchern nützen oft gut. Bei länger dauernden Asphyxien muß man auch ständig den Puls kontrollieren und das Herz im Notfall mit Cardiacis unterstützen. Viel hängt bei jeder Asphyxie davon ab, daß sie rechtzeitig entdeckt wird. Einen länger dauernden Atemstillstand hält das Herz nicht aus und wir kommen dann mit unseren Wiederbelebungsversuchen zu spät. Bei einiger Aufmerksamkeit muß aber auch jede Asphyxie sofort bemerkt werden. Ein guter Narkotiseur wird eine solche — außer den oben beschriebenen plötzlich auftretenden Chloroformasphyxien — überhaupt nicht erleben.

Synkope

Das primäre Versagen des Herzens ist, seit die Äther-Tropfnarkose vorherrschend ist, sehr selten geworden. Es kommt auf zweierlei Art zustande. Erstens als Reflex auf die meist zu konzentrierte Zuführung des Narkoticum, also während der ersten Zeit der Narkose, und zweitens bei Schädigung des Gefäßzentrums und des Herzmuskels in zu tiefer Narkose. Woran erkennt man die Synkope? An der Leichenblässe des Gesichtes und an dem elenden, wenn nicht ganz verschwundenen Puls. Meist ist die Atmung auch oberflächlich und unregelmäßig. Die Maßnahmen, die man zur Beseitigung dieses gefährlichsten Zwischenfalles in der Narkose treffen muß, bestehen sinngemäß in einer Hebung der Zirkulation und in der Kräftigung des vorhandenen Pulses. Nebenbei kann man noch Hautreize, wie Schlagen oder Frottieren mit kalten, feuchten Tüchern, zur Unterstützung heranziehen. Hat die Herzaktion aufgehört, so kann man folgendes versuchen, sie wieder in Gang zu bringen:

1. Die künstliche Atmung;
2. die Herzmassage;
3. intrakardiale Injektion von Adrenalin.

1. Künstliche Atmung erscheint paradox, da ja meist die Atmung noch vorhanden ist. Wir wissen aber, welche zirkulationsfördernde Wirkung die Atembewegungen des Thorax haben. Verschließt man nun noch hie und da, einmal bei der Inspiration, dann wieder bei der Exspiration Mund und Nase, so wird die blutansaugende und austreibende Kraft der künstlichen Atmung noch erhöht.

2. Mit der Herzmassage trachtet man durch mechanische Reizung des Herzens es wieder zum Schlagen zu bringen. Sie wird meist in Verbindung mit der künstlichen Atmung so ausgeführt, daß während der Inspirationspause, in der die Hände des Kranken hinaufgeschlagen sind, einige mäßig kräftige Stöße mit dem Handballen auf die Herzgegend ausgeübt werden; bei offenem Abdomen massiert man zweckmäßig das Herz direkt vom Zwerchfell aus.

3. Intrakardial gibt man entweder in den Ventrikel oder in die Herzmuskulatur 0,001 Adrenalin.

Ist noch eine Herzaktion vorhanden und ist sie nur sehr schlecht, dann ist das souveräne Mittel die intravenöse Kochsalzinfusion. Man mache sie grundsätzlich mit Freilegen einer Vene, nie durch Venaepunctio, denn das Gelingen dieser ist in kritischen Fällen viel zu fraglich und der Zeitverlust, den man dann bis zur doch noch notwendigen Venaesectio erlitten hat, oft ausschlaggebend. Zweckmäßig gibt man in die zu infundierende Flüssigkeitsmenge, die 800 bis 1000 ccm beträgt, zehn bis zwanzig Tropfen Digitalis und Adrenalin. Der Puls wird fast immer binnen wenigen Sekunden bedeutend besser. Leider hält diese Besserung nicht immer an. Nebenbei gibt man noch die gebräuchlichen Cardiaca.

Erbrechen

Es kommt in drei zeitlich verschiedenen Stadien der Narkose vor:
1. Bei Beginn der Narkose;
2. während der Narkose;
3. nach der Narkose.

Das unter 3. genannte Erbrechen wird später unter den postnarkotischen Störungen besprochen werden.

Wenn wir in der Unfallschirurgie einen vollständig unvorbereiteten Patienten zu narkotisieren bekommen, so wird es fast immer zu einem Erbrechen kommen. Das können wir nicht verhindern und meist ist auch eine vorherige Magenspülung unmöglich.

Bei jeder Operation wegen Darmverschluß suchen wir das Erbrechen durch vorherige Magenspülung zu vermeiden.

Aber auch bei einem lege artis vorbereiteten Patienten, der vorher eine Morphin-Atropininjektion bekommen hat, der nüchtern ist, kann sich ein Erbrechen einstellen.

Zu Beginn der Narkose ist das Erbrechen dadurch bis zu einem gewissen Grad vermeidbar, daß man sich mit der Narkose einschleicht. Denn der intensive, den meisten unangenehme Geruch des zu reichlich aufgeschütteten Narkoticum kann allein reflektorisch, zentral einen Brechreiz auslösen. Desgleichen kommt es bei zu rascher Narkoticumzufuhr neben dem Glottisschluß oft zum krampfhaften, häufigen Schlucken und damit werden beträchtliche Mengen mit Narkoticum gesättigten Speichels in den Magen gebracht, der auf diesen Reiz mit Erbrechen antwortet. Aber auch bei vorsichtig eingeleiteter Narkose läßt sich dieses nicht immer vermeiden.

Das Erbrechen während der Narkose tritt dann ein, wenn

diese zu oberflächlich ist und sich der Magen bei wiedererwachenden Reflexen seines Inhaltes entledigt. Zum Glück ist das Erbrechen meist nicht das erste Zeichen der oberflächlichen Narkose. Immer ist vorher zum mindesten ein Ungleichmäßigwerden der Atmung dem aufmerksamen Narkotiseur eine Warnung. Ganz verfehlt ist es dann — ebenso, wie wenn der Patient plötzlich zu pressen beginnt — „aufzuschütten". Damit kann man höchstens ein Erbrechen provozieren. Man muß nur in häufigerer Tropfenfolge Narkoticum geben. Wenn der Patient zu würgen beginnt, was gewöhnlich das Vorstadium des Erbrechens darstellt, dann tropft man ruhig weiter und erst beim Erbrechen wendet man den Kopf zur Seite, um das Ausfließen des Erbrochenen aus dem Munde zu erleichtern und zu verhüten, daß das Operationsfeld beschmutzt wird. Natürlich nehmen wir dabei die Maske weg, um aber sofort nach Aufhören des Erbrechens wieder weiter aufzutropfen. In seltenen Fällen kommt es bei Beckenhochlagerungen in tiefer Narkose zu einem Auslaufen von Mageninhalt ohne Brechbewegungen. Es ist das ein Zeichen des herabgesetzten Tonus der Cardia, die den Magen nicht mehr abschließt. Zu tun ist dabei nichts, als für den besten Abfluß der Massen zu sorgen.

Husten

Krampfhaftem Husten, der beim Annarkotisieren durch Reiz des Narkoticum auf die Luftwege auftreten kann, begegnet man dadurch, daß man für kurze Zeit die Maske weggibt und so den Reiz ausschaltet. In wenigen Sekunden kann man dann mit dem Auftropfen fortfahren.

Postnarkotische Erkrankungen und ihre Verhütung

Das Verlegen bzw. Überheben des Patienten vom Operationstisch auf das Bett erfordert viel Umsicht und Vorsicht, da gerade bei dieser Gelegenheit großer Schaden angerichtet werden kann. Daher sollen immer zwei Personen den bewußtlosen und schlaffen Körper tragen, während eine dritte, auf der Gegenseite des Bettes stehend, den Patienten am Gesäß übernimmt und behutsam niedergleiten läßt. Das Bett, das den Kranken aus dem Operationssaal abholt, soll vorgewärmt sein. Ebenso muß ein warmes Leintuch bereit sein, in das der Kranke gehüllt wird. Flach-

Erbrechen — Lähmungen — Pneumonie

lagerung mit zur Seite gedrehtem Kopf ist für die ersten Stunden nach der Narkose die Regel, wenn nicht eine Erkrankung der Atmungsorgane eine Hochlagerung notwendig macht. Der Narkotiseur darf den Patienten nicht früher verlassen, bevor dieser nicht deutlich reagiert, da gerade in diesem Stadium durch Zurückgleiten der Zunge eine Asphyxie auftreten oder durch eine Aspiration die Grundlage zu einer späteren Pneumonie geschaffen werden kann.

Das Erbrechen nach der Narkose bedeutet für den Patienten eine unangenehme Belästigung und kann unter Umständen, abgesehen davon, daß es Schmerzen verursacht, auch schädlich sein, z. B. durch Sprengung der Bauchdeckennähte. Es erfordert aber gewöhnlich keine besonderen Maßnahmen. Ganz anders ist es mit dem langandauernden, hartnäckigen, postnarkotischen oder — da es nicht der Narkose, sondern der Operation zur Last zu legen ist — besser postoperativem Erbrechen, das deswegen nicht mehr in den Rahmen unserer Besprechungen gehört.

Eine heutzutage recht seltene, aber um so gefährlichere postnarkotische Erkrankung sehen wir manchmal in Form von Lähmungen auftreten. Wir unterscheiden dabei die peripheren und zentralen Lähmungen. Unter den peripheren sind die Lähmungen des Plexus brachialis die häufigsten, und zwar vom Typus der Erbschen Lähmung. Sie sind durch unrichtige Lagerung der Arme auf den Operationstisch, und zwar entweder durch Druck (z. B. bei Bauchlagerung des Patienten) oder durch Überstrecken hervorgerufen. Die Heilungsaussichten für die endliche Wiederherstellung richten sich ganz nach der Schwere der Schädigung. Die vollkommene Heilung kann Monate in Anspruch nehmen. Daher muß die Lagerung des Patienten auf dem Operationstisch so vorgenommen werden, daß ein Druck oder eine Zerrung der Nervenstämme vermieden wird.

Zentrale Lähmungen kommen noch viel seltener vor und können nicht mit Sicherheit dem Narkoticum zur Last gelegt werden. Immerhin kann die blutdrucksteigernde Komponente des Äthers für eine Gefäßruptur bei einem dazu veranlagten Individuum in Frage kommen. Man sei daher mit der Anwendung der Beckenhochlagerung bei alten Atherosklerotikern vorsichtig.

Eine bedauerliche Tatsache ist, daß sich nach größeren Operationen nicht selten Lungenkomplikationen einstellen. Es handelt sich dabei aber nicht um sogenannte „Ätherpneumonien", da ausgedehnte Untersuchungen ergeben haben, daß es sich nicht um toxische, sondern um infektiöse Pneumonien handelt. Wir operieren daher, wie schon gesagt, nur im Notfall Patienten mit Bronchitiden und suchen eine eventuelle Aspiration mit allen Mitteln zu verhüten. Früher wurden alle postoperativen Pneumonien der Narkose zur Last gelegt und erst nach der ausgedehnten Verwendung der Lokalanästhesie sah man erstaunt, daß die Prozentzahl der Pneumonien hier und da die gleichen waren. Man mußte also die toxische Theorie fallen lassen, und die Pneumonien besser nicht als „postnarkotische", sondern als „postoperative" bezeichnen, weil das Maßgebende nicht die Narkoseschädigung der Lunge, sondern die durch die Operation bedingte Ruhiglagerung des Patienten ist. Und da setzt nun auch die Behandlung ein, die in der guten Durchlüftung der Lunge besteht, um eine hypostatische Pneumonie zu vermeiden. Wir beginnen sobald wie möglich mit Lungengymnastik. Wenn keine Kontraindikation besteht, wird der Patient bereits am Nachmittag des Operationstages etwas höhergelegt und es beginnt sofort die systematische Atemgymnastik. Sie besteht darin, daß der Patient alle viertel bis halben Stunden einige tiefe Atemzüge macht und so durch die bessere Durchlüftung die Blutzirkulation in der Lunge anregt und eine Hypostase verhindert. Die Umgebung muß den Patienten, der selbst nur zu gerne darauf vergißt, immer wieder dazu anhalten. Dabei ist bei Hustenreiz auf eine gute Expektoration zu sehen. Man muß die Patienten anleiten, durch festen Druck der Hände auf den Bauch den bei Hustenstößen besonders starken Wundschmerz zu lindern. Bei auftretender Bronchitis oder Pneumonie hat die übliche Behandlung einzusetzen.

Wichtig ist es zu wissen, wann man nach einer Narkose die Patienten trinken lassen darf. Das hängt ganz von dem Verhalten des Patienten in und nach der Narkose ab. Wenn er sehr viel Narkoticum gebraucht hat, wenn er während oder gar nach der Narkose erbrochen hat, so wird man etwas länger warten und trachten, durch tiefes Atmen das Narkoticum möglichst bald aus dem Körper zu entfernen. In der Regel wird man schon zirka sechs Stunden nach der Narkose löffelweise kalte Flüssigkeit zuführen können. Vorher lindert ein Auswischen des Mundes mit feuchter Gaze oder eine Injektion von Neu-Cesol das Durstgefühl.

Man kann aus diesen Ausführungen ersehen, daß die Prophylaxe bei all diesen postoperativen Erkrankungen eine große Rolle spielt und gerade ihr ein besonderes Augenmerk zuzuwenden ist. Ist es einmal zu einer postnarkotischen Erkrankung gekommen, so müssen eben die bekannten therapeutischen Mittel angewendet und auf diese Weise versucht werden, das gute Operationsergebnis nicht durch einen derartigen Zwischenfall zu verschlechtern.

Man spare daher soviel als möglich mit dem Narkoticum und versäume nicht, jeden verdächtigen Fall durch gewissenhafte Atemübungen vor der Pneumonie zu retten.

Wir haben in kurzen Zügen das Wichtigste über die Narkosetechnik niedergelegt, sind dabei besonders für die Äthernarkose eingetreten und haben auch der Besprechung dieser mehr Raum gewidmet. Der Grund dafür liegt hauptsächlich darin, daß wir in ihr die ungefährlichste Narkose sehen.

Wir wissen genau, daß das große Kapitel der Narkose damit nicht erschöpft erscheint und verweisen denjenigen, der mehr wissen will, auf die Allgemeinnarkose von Brunn, die 1913 im Rahmen der „Neuen deutschen Chirurgie" erschienen ist.

Gewisse grundlegende Notwendigkeiten sind mehrmals gebracht und immer wieder betont worden, damit sie besonders dem Anfänger ins Auge fallen und durch die oftmalige Wiederholung auch bestimmt behalten werden.

Die angegebene Technik hat sich durch die ausgedehnten Erfahrungen an großen Kliniken als gut erwiesen.

Möge dieses Büchlein dazu beitragen, manchem Kranken die Narkose erträglich und aus dem hilflosen unsicheren Arzt einen ruhigen, erfahrenen Narkotiseur zu machen.

Verlag von Julius Springer in Wien I.

Die Bluttransfusion

Von

Privatdozent **Dr. B. Breitner**

I. Assistent der I. chirurgischen Universitätsklinik in Wien

Mit 24 Textabbildungen. 118 Seiten. 1926

Preis: 11.70 Schilling, 6.90 Reichsmark

„Abhandlungen aus dem Gesamtgebiet der Medizin"

Inhaltsverzeichnis: **Praktische Fragen der Bluttransfusion.** Wert der Bluttransfusion gegenüber anderen Blutersatzmethoden. Die Blutgruppenbestimmung. Die Gefahren der Bluttransfusion. Die Wirkung der Bluttransfusion. Die Methoden der Bluttransfusion. Die Besonderheiten der Methoden von Oehlecker und Percy. Andere Methoden der Bluttransfusion. Die Spenderfrage. Das Anwendungsgebiet der Bluttransfusion. — **Theoretische Probleme der Bluttransfusion.** Die Zahl der Blutgruppen. Agglutinationstiter. Spender- und Empfängerblut. Die anthropologische Bedeutung der Blutgruppen. Blutgruppe und Vererbung. Lebensdauer der transfundierten Erythrozyten. Unveränderlichkeit der Gruppenzugehörigkeit. Die praktische Verwertung der Blutgruppen. Gefahren der Bluttransfusion. Todesfälle. — **Zusammenfassung.** — **Geschichtlicher Überblick.** — **Allgemeine Literatur.** — **Sachverzeichnis.**

Die paravertebrale Injektion

Anatomie und Technik, Begründung und Anwendung

Von

Dr. Felix Mandl

Assistent der II. chirurgischen Universitätsklinik in Wien

Mit 8 Textabbildungen. 116 Seiten. 1926

Preis: 11.20 Schilling, 6.60 Reichsmark

„Abhandlungen aus dem Gesamtgebiet der Medizin"

Inhaltsverzeichnis: I. Einleitung. — II. Zur Anatomie der paravertebralen Injektion. — III. Innervationsverhältnisse der zu beeinflussenden Organe. — IV. Technik der paravertebralen Injektion. — V. Die Anwendungsformen der paravertebralen Injektion: Die paravertebrale Injektion als Operationsbetäubung bei Eingriffen in die Bauchhöhle. Die parasacrale Anästhesie. Strumaoperationen. Die paravertebrale Anästhesie bei anderen Operationen. Die differential-diagnostische Bedeutung der paravertebralen Injektion bei abdominellen Erkrankungen. Die therapeutische Anwendung der paravertebralen Injektion. Einwirkung der paravertebralen Injektion auf die Motilität und Sekretion des Magens und praktische Folgerungen. Versuch der Beeinflussung gastrischer tabischer Krisen. Die therapeutische paravertebrale Injektion bei thoracalen Krankheitsprozessen. Angina pectoris. Weitere Versuche mit der therapeutischen paravertebralen Injektion. Die Bedeutung der Injektion für die Gazasche Operation. Indikation und Kontraindikation.

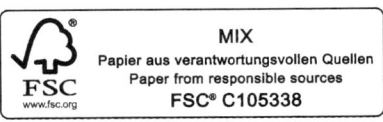

If you have any concerns about our products,
you can contact us on
ProductSafety@springernature.com

In case Publisher is established outside the EU,
the EU authorized representative is:
**Springer Nature Customer Service Center GmbH
Europaplatz 3, 69115 Heidelberg, Germany**

Printed by Libri Plureos GmbH
in Hamburg, Germany